L'AUTOGUÉRISON

PAR

L'AUTOSUGGESTION

A. DOLONNE

MÉTHODE DE PSYCHOTHÉRAPIE

L'AUTOGUÉRISON

PAR

L'AUTOSUGGESTION

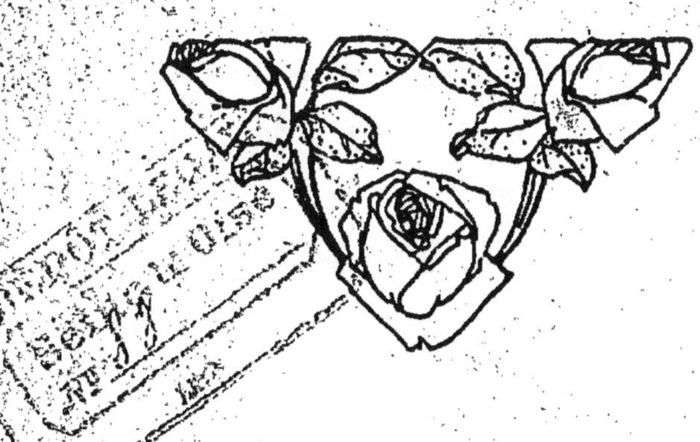

VICTORION FRÈRES & Cⁱᵉ
87, Bᴿᴰ SAINT-GERMAIN, PARIS

A. DOLONNE

MÉTHODE D'AUTOPSYCHOTHÉRAPIE

L'AUTOGUÉRISON

PAR

L'AUTOSUGGESTION

LIBRAIRIE VICTORION FRÈRES ET Cie
87, BOULEVARD SAINT-GERMAIN, 87
PARIS

I

L'AUTOSUGGESTION

L'attrait du mystère captive et passionne toujours. Quel sujet, en effet, plus troublant que la suggestion que nous nous contentons de signaler, ayant pour but uniquement, ici, d'étudier l'autosuggestion et son application thérapeutique? C'est ce qui explique le succès, parfois étonnant, qu'obtiennent certaines représentations de suggestion, savamment combinées par d'habiles metteurs en scène. Du reste, dans tous les pays, à tous les siècles et, principalement, aux époques de décadence ou aux heures tragiques des grandes évolutions sociales, il a surgi une quantité de ces audacieux qui ont d'autant mieux réussi à tromper les foules que leurs formules étaient enveloppées d'une apparence scientifique plus subtile.

2

Qui ne se rappelle les fameuses invocations dans les temples de la vieille Egypte, de la Grèce antique et de la Rome des Césars ! On ne lit pas l'histoire du moyen âge, sans être frappé du rôle considérable qu'y ont joué les talismans, les poudres de sympathie, les célèbres onguents et bien d'autres pratiques bizarres dont les vertus ne valaient pas davantage que celles des futiles Nénette et Rintintin de la Grande Guerre.

Les temps que nous vivons sont aussi troublés qu'aux siècles les plus tourmentés. La guerre de 1914 a éclaté, plus formidable que jamais. On a vu tous les peuples de l'univers en feu se ruer avec une rage féroce les uns sur les autres. Les terres et les mers sont encore rouges du sang des victimes sans nombre.

Aujourd'hui, les nations épuisées sont affamées de paix. Encore sous le cauchemar des horreurs dont il vient d'être le témoin, l'homme soupire après des jours calmes et sereins. Son esprit est agité, son intelligence bouleversée, son cœur sans ressort, sa volonté défaillante veut et ne peut plus, son âme enfin est brisée. Devant cet état, notre devoir est de lui mettre en mains l'instrument qui l'aidera à refouler l'abattement, relèvera son courage, apportera la sérénité dans son esprit, la joie dans son cœur, en même temps que la guérison ou, tout au moins, le soulagement de ses maux.

Cet instrument merveilleux n'est autre que l'autosuggestion, dont l'application thérapeutique ou éducative produit des effets extraordinaires, capables de réparer les ruines physiques et morales de tous ceux qui savent s'en servir.

* * *

La question de l'autosuggestion qui intéresse à un si haut point tout le monde, dont tout le monde parle mais que bien peu connaissent, mérite d'être mise au point. Il est des gens aux yeux desquels elle revêt encore un certain caractère d'occultisme. Ils croient toujours avoir affaire à un agent de nature suspecte, diabolique et dangereuse. C'est cette méfiance que nous nous proposons de dissiper, en montrant qu'il s'agit uniquement, ici, d'un traitement thérapeutique, basé sur des principes les plus étendus, les plus certains, les plus scientifiques. Ayant toujours vécu parmi le « normal » il me répugnerait d'admettre l'existence de phénomènes anormaux. Du reste, un grand critique scientifique d'Angleterre n'a pas craint de revendiquer pour l'autosuggestion le titre de science et n'est-elle pas, de fait, la science des forces incommensurables de notre être, puisqu'elle peut se prévaloir des certitudes et des contrôles habituels aux sciences? Les faits sont là, indiscutables et de la plus haute importance, qui permettent de la classer parmi les événements scientifiques de notre époque.

Sans doute, l'autosuggestion ne pouvait rencontrer la même faveur auprès de tous. Tel est le sort commun à toute méthode nouvelle de n'être admise d'abord que par un certain nombre. A quelque genre qu'elle appartienne, si parfaite soit-elle, elle heurte inévitablement des préjugés ou des intérêts particuliers. Loin d'arrêter sa diffusion, ses adversaires ne servent qu'à rendre sa victoire plus éclatante.

C'est pourquoi, afin d'éviter toute confusion et de mieux dégager l'autosuggestion de cette gangue de l'occultisme qui l'empêchait de briller de tout l'éclat des grandes vérités scientifiques, nous avons entrepris la tâche d'expliquer, le plus clairement possible, cette méthode dont le but net et précis est d'enseigner la guérison de nos maux, par la puissance de l'imagination, par l'idéo-réflexe, par le simple jeu des forces inconnues mais naturelles de notre être.

« Puisque l'imagination, dit Feuchtersleben, peut attirer sur l'homme tant de périls et de souffrances, ne doit-elle pas avoir la puissance de le rendre heureux ? Si, pour me croire malade, je le deviens réellement, ne puis-je pas aussi conserver ma santé par une ferme persuasion que je me porte bien ? ». Le fait est que le mal vit du mal et crée le mal ; inversement le bien vit du bien et crée le bien. « La première loi de tout être, dit Machiavel, c'est de se conserver, c'est de vivre. Vous semez de la ciguë et prétendez voir mûrir des épis. » Celui qui sème des idées dépressives ne peut, en effet, prétendre jouir de la santé que, seules, des idées favorables rendent florissante.

La guérison, suggérée par l'idée, déterminée par l'émotion, est réalisée par le subconscient ; telle est, en quelques mots, la méthode de l'autosuggestion. Avec elle on devient son propre médecin et il n'est pas de maladies, physiques et morales, qui résistent à son application. Le tout est de comprendre cette partie de la philosophie, qui s'appelle la psychologie, dans ses rapports avec la physiologie, et, principalement, de savoir diriger nos idées, notre imagination en vue de la guérison que nous désirons obtenir. Dans l'autosuggestion, il n'y a rien du miracle ; le miracle dépasse les lois de la nature, tandis que les effets de l'autosuggestion, quelque merveilleux qu'ils soient, s'accomplissent selon les lois de la nature. C'est donc tout simplement un instrument de la nature, mais combien incomparable ! Nul ne peut prévoir quelle en sera l'étonnante destinée, ni le parti que la science est appelée à en tirer .Le point essentiel à retenir, c'est qu'il demande à être manié avec intelligence c'est-à-dire avec un doigté qui observe toutes les nuances de ce traitement tout en nuances.

Dans l'état actuel de nos connaissances, il serait prématuré de vouloir assigner des limites à l'autosuggestion, étant donné qu'elle peut produire sur l'être humain les effets les plus extraordinaires. Elle est, en effet, le vrai facteur de ces phénomènes qui, tout d'abord déconcertants, sont faciles à expliquer par la psychologie et montrent le côté rationnel du traitement psychophysiologique. Elle a une haute portée médicale ; c'est un sérum moral qui, dans toutes les maladies, joue un rôle prépondérant. Ceux qui osent dire exceptionnels des faits devant l'évidence desquels ils sont obligés de s'incliner, devraient, au moins, considérer que ces faits reposent sur des lois naturelles, constantes et universelles, puisqu'ils se reproduisent invariablement chez tous les sujets.

* * *

Jusqu'à présent, on attribuait à ces forces inconnues un pouvoir purement psychique, c'est-à-dire susceptible d'améliorer les états de dépression mentale, de neurasthénie, de psychonévrose. C'est ainsi que le professeur Babinski a pu dire que l'autosuggestion pouvait amener de bons résultats, dans les cas seulement où elle était capable de créer le mal, c'est-à-dire dans la catégorie de ceux qu'il appelle les « pithiatiques ». Il n'en reste pas moins certain que la plupart de nos maladies relèvent de la psychothérapie et, de fait, l'autosuggestion agit efficacement, qu'il s'agisse de troubles nerveux ou de cas franchement organiques ; troubles fonctionnels de l'estomac, de l'intestin, du cœur, des poumons, des reins ou du foie, tumeurs, corps fibreux, tous ces cas pathologiques ont été soumis au traitement par l'autosuggestion. D'ailleurs, cette action organique de l'autosuggestion est nettement signalée par les professeurs Bonjour de Lausanne, et Joire de Lille. Le docteur Bonjour, notamment, a obtenu la guérison de nombreux ulcères de la cornée et s'est fait, entre autres, une spécialité dans le traitement des petites tumeurs du derme.

Je partage l'avis de M. Coué déclarant au journal *Le Matin* « que l'autosuggestion agit franchement sur les états organiques et qu'il a vu lui-même s'accomplir de véritables miracles ».

L'autosuggestion est considérée comme un mode d'action capable d'imprimer, sous l'influence de l'idée, une vibration dans le système nerveux. Bien plus, elle est à même de produire des réparations organiques et, dans ce cas, le subconscient emploie, à notre insu, notre force vitale dans le sens favorable à ces réparations. De même que le trouble dans le fonctionnement de l'organe attaque l'organe, de même le rétablissement du fonctionnement de l'organe restaure l'organe lui-même. Il est curieux de remarquer que la force réparatrice du subconscient se révèle beaucoup plus active chez les animaux inférieurs que chez l'homme, sans doute parce que, chez ce dernier, la fonction intellectuelle détourne la plus grande partie de la force vitale.

Il est regrettable que le cadre restreint de cette brochure ne nous permette pas d'énumérer ici tous les maux qui cèdent, comme par enchantement, devant l'action merveilleuse de l'autosuggestion. Il serait plus regrettable encore de laisser plus longtemps tant de malades dans l'ignorance de cette méthode. C'est pourquoi je voudrais que ces pages soient, non pas accueillies avec curiosité, mais lues avec le désir sincère de profiter d'une science nouvelle ; je serais alors certain et heureux d'avoir contribué au soulagement de bien des souffrances.

Que de naufragés de l'énergie morale, devenus la proie du désespoir, tels que les toxico-

manes, les alcooliques, les cocaïnomanes, les
morphinomanes et les éthéromanes, sont sau-
vés, chaque jour, par cette planche de salut
qu'est l'autosuggestion.

Les bienfaits de l'autosuggestion se mani-
festent, également, dans les sphères de l'éducation. Il n'est pas d'arme meilleure pour lutter
victorieusement contre les passions, les défauts et les vices. Grâce à elle, les habitudes
et les penchants mauvais disparaissent, l'esprit s'éveille au bien ; sous son influence,
l'enfant, de paresseux, menteur et pervers
qu'il était, devient studieux, franc, loyal et
délicat. Il n'est pas jusqu'à ses facultés intellectuelles et ses aptitudes professionnelles
qui n'en reçoivent un très grand développement.

Nous oublions, trop souvent, combien les
forces de l'autosuggestion sont incalculables,
ses effets considérables. Faute de leur donner
une direction utile, elles exercent sans cesse
leur puissance contre nous et nos maladies
n'ont souvent pas d'autre origine. Nous devenons tous, plus ou moins, les victimes d'autosuggestions pernicieuses, les propres artisans
de nos maux, alors qu'il nous serait possible
de les éviter et de les guérir. « Quel est donc,

disait Durand de Gros, ce démon qui porte le ravage dans nos organes avec la rapidité de l'éclair et la puissance de la foudre ? C'est l'idée, une simple idée. » Aussi est-il indispensable de savoir diriger cette idée, cette simple idée.

* * *

La théorie de l'autosuggestion n'a pas jailli d'un seul cerveau et en un seul jour. Parmi les ouvriers de la première heure qui ont jeté les bases de cette méthode admirable, il convient de citer Liébault, ce modeste médecin de Nancy dont la science a fait école ; Bernheim, également remarquable par son enseignement, et M. Coué que l'on peut appeler, à juste titre, le « père » et aussi « l'apôtre de l'autosuggestion ». De l'aveu de tous, l'œuvre que M. Coué a accomplie est gigantesque ; au plus on la considère, au moins, on peut s'imaginer la somme d'efforts, de sacrifices, de dévouement qu'elle a coûtée. Il faut avoir l'âme d'un apôtre pour avoir osé l'entreprendre. Si l'autosuggestion répand, aujourd'hui, ses bienfaits à travers le monde, c'est à M. Coué qu'en revient le mérite. Du jour où il entrevit l'importance de la question et la nécessité de la mettre, par une méthode simple et claire, à la portée de toutes les intelligences, il comprit, du même coup, que seul l'enseignement pratique donnerait les fruits qu'on est en droit d'attendre. Ce fut alors qu'avec un courage inlassable, une générosité inépuisable, il commença sa croisade de vulgarisation, démontrant partout, en France et à l'étranger, par sa parole persuasive en même temps que par ses expériences non moins éloquentes, les résultats extraordinaires que chacun peut obtenir de ce traitement merveilleux. Dans toute méthode la simplicité est la première des qualités ; M. Coué a eu le talent de joindre, dans la sienne, la plus grande clarté à la plus grande simplicité.

Les uns et les autres ont démontré magistralement l'influence de l'esprit sur le corps et inauguré ainsi la psychothérapie, c'est-à-dire le traitement du physique par le moral. D'autres savants de la plus haute valeur, poursuivant les mêmes recherches, ont constaté, à leur tour, ces forces inconnues dont nous ne soupçonnions ni l'existence, ni l'efficacité. A l'encontre des sophistes qui voyaient dans notre esprit une simple sécrétion du cerveau, ils ont su s'affranchir de ce matérialisme avilissant et grossier, et, résolvant le problème de la psychologie, ils ont mis en évidence l'union étroite de la vie mentale avec la vie organique. Aujourd'hui, les lois de cette union féconde sont nettement formulées par les psychologues et l'autosuggestion a pu enfin prendre, dans la psychophysiologie, la place qui lui appartient.

Que cette question relève uniquement de la philosophie ou de la thérapeutique, ou encore de ces deux sciences à la fois, cela importe peu. Il est un fait certain : c'est que l'idée de guérison suffit pour amener la guérison et qu'avec l'autosuggestion, point n'est besoin d'intermédiaire pour nous délivrer nous-mêmes de nos maux.

Enfin, au lieu d'abandonner, comme autrefois et d'une façon barbare, les pauvres malades à des souffrances sans fin, n'est-il pas doux de pouvoir leur ouvrir un horizon plein d'espoir, avec la pensée vraie qu'aucun organe n'est à jamais perdu et que, même dans les maladies réputées incurables, il reste encore un salut scientifique : l'autosuggestion. Par elle l'homme, affranchi des autosuggestions mauvaises, véritables toxines qui empoisonnent tout son être, devenu maître de lui-même, réparera les brèches faites à sa santé, augmentera le patrimoine de ses richesses intellectuelles et vivra une vie meilleure dans une société meilleure.

A cause de l'intérêt croissant qui s'attache aux phénomènes de l'autosuggestion et aussi à cause des progrès de la science qui détruisent, chaque jour, les idées erronées de jadis, le moment nous paraît venu de montrer, à tous les esprits, la vision nette des énergies insoupçonnées que la nature nous a départies et que notre ignorance a, jusqu'à ce jour, négligé d'utiliser.

* * *

L'autosuggestion ne devait pas rester à l'état de simple étude théorique ; elle était destinée à passer dans le domaine de la pratique et à devenir une véritable méthode de traitement, pouvant s'étendre à toutes les maladies.

Remarquable par sa simplicité autant que par ses résultats, cette méthode ne demande aucun effort d'intelligence. Quelques exercices seulement nous rendent familier le maniement de cet instrument. L'essentiel est de bien saisir les nuances, car, ainsi que nous l'avons dit, l'autosuggestion est toute en nuances.

D'ordinaire, on est peu enclin à apprécier une chose simple et facile, quelque excellente qu'elle puisse être par ailleurs : outre que cela est une grosse erreur, l'autosuggestion, pour être simple, n'en garde pas moins sa valeur considérable et ses applications n'en restent pas moins efficaces. Elle bouleverse si profondément les méthodes anciennes qu'elle passionne tous ceux qui sont soucieux de leur santé et beaucoup, de sceptiques qu'ils étaient hier, deviennent de zélés propagateurs, émerveillés des résultats qu'ils obtiennent.

Nous nous occuperons ici de l'autosuggestion au point de vue seulement psychophysiologique, c'est-à-dire de l'autoguérison par l'autosuggestion.

Dans une autre brochure qui va paraître prochainement, nous traiterons, toujours par l'autosuggestion, de l'autoéducation, grâce à laquelle nous pouvons rendre notre esprit plus vif, notre imagination plus ardente, notre mémoire plus fidèle, notre volonté plus ferme, notre jugement plus sûr, notre sentiment plus profond, diriger nos penchants, dompter nos passions, vaincre nos mauvaises habitudes, en un mot, développer toutes nos facultés intellectuelles et morales.

Je ne connais pas de question plus grave et qui intéresse davantage la famille, les éducateurs et la société. De la solution de ce problème dépend, en effet, l'avenir de nos enfants. C'est l'autoéducation qui leur permettra de faire de brillantes études avec le minimum d'efforts, de subir les examens avec succès et de réussir, plus tard, dans leurs entreprises. C'est elle qui leur ouvrira la vraie voie, écartera de leurs pas les dangers de la jeunesse et les maintiendra dans le sentier du devoir, de l'honneur et de la vertu. C'est elle, enfin, qui fera de nos enfants des hommes intelligents, énergiques, nobles et loyaux, fiers et heureux.

Logiquement, il faudrait pratiquer l'autoéducation avant l'autoguérison. Si l'on convient, en effet, que la loi fondamentale de l'autoguérison réside dans l'idée des transformations que nous désirons voir s'opérer dans notre être, que l'efficacité de cette idée se produit en raison directe de son intensité et qu'à son tour, cette intensité correspond aux différents degrés de nos impressions, nous devons finalement conclure que l'autoguérison réussira d'autant mieux que, au préalable, l'autoéducation aura ravivé d'avantage l'intelligence, l'imagination et le cœur.

L'enfant pourrait, à un moment donné, marcher et, cependant il ne marche pas ; l'éducation de son esprit étant encore imcomplète, il croit ne pas pouvoir marcher. De même, faute de l'éducation de l'idée motrice, le paralytique ne marchera pas, alors qu'il pourrait parfaitement marcher.

Toutefois, la méthode ne doit pas nous faire abandonner les remèdes ordonnés, un régime prescrit : « Aide-toi, dit le proverbe, et le ciel t'aidera. » Aidons-nous donc et la nature nous aidera, car la confiance avec laquelle nous suivrons les conseils de notre médecin ne servira pas peu à les rendre efficaces.

Quoi qu'il en soit et afin de rendre clairs et faciles les exercices pratiques qui terminent cet ouvrage sous forme de conclusion, nous étudierons, dans une première partie, la nature ainsi que les diverses sortes d'autosuggestions et, dans l'autre, nous expliquerons les éléments dont elle se compose, en même temps que les conditions requises pour une bonne autosuggestion.

A noter qu'il s'agit ici, non de médicaments, mais simplement d'une méthode. Elle réussit à tous ceux qui s'en servent ; il n'y a pas de raisons pour qu'elle ne vous réussisse pas de la même façon, si vous savez l'employer.

II

DÉFINITION
DE L'AUTOSUGGESTION

Les auteurs sont partagés sur le sens qu'il convient d'assigner à l'autosuggestion. Il est, pourtant, indispensable d'en donner une définition exacte, avant d'en établir les principes, d'en indiquer le mécanisme et d'en montrer les résultats. Du moment qu'elle est capable de produire les meilleurs comme les pires effets, il est de notre intérêt d'en connaître tous les secrets, en vue d'améliorer sans cesse notre santé.

Il y a en nous deux entités, l'être moral et l'être physique, qui, comme deux cours d'eau, se mélangent, se complètent et forment un tout.

Notre activité mentale, à son tour, comprend

deux modalités : l'activité consciente, avec notre jugement, notre raisonnement, en un mot notre « moi », à qui nous rapportons toutes nos sensations, et l'activité inconsciente qui, de beaucoup plus étendue, d'une puissance vitale, créatrice et inspiratrice, est capable d'opérer des prodiges.

L'autosuggestion est une idée qui se traduit en acte. Or cette transformation qui a lieu d'une manière régulière et normale, toutes les fois que l'idée atteint le degré d'intensité voulu, s'opère, par l'intermédiaire du subconscient, sous l'action, non de la volonté, mais de l'imagination. Par conséquent en d'autres termes, l'idée, jetée comme un grain dans le subconscient, devient une réalité à la suite du travail mystérieux des forces inconnues qui, au fond de notre être, ne restent jamais inactives.

Il est utile que nous jetions, dans ce sillon abondamment fertile, le plus possible de bonnes idées, et cela nous sera facile, si nous savons faire abstraction de notre volonté et nous en remettre à notre imagination, avec la conviction de voir réaliser l'idée que nous aurons émise en toute confiance.

Partant du principe que toute idée est une

force et, dès lors, un commencement d'action, c'est-à-dire une action *in fieri* en attendant qu'elle passe *in actu*, nous pouvons définir l'autosuggestion *la réalisation d'une idée par le subconscient.*

L'idée devient tantôt un acte positif et, dans ce cas, elle est dynamique, crée un sentiment, un mouvement ; tantôt un acte négatif et, alors, elle neutralise un mouvement, empêche un sentiment.

III

LES DIFFÉRENTES SORTES D'AUTOSUGGESTIONS

L'autosuggestion se divise en deux sortes : elle est spontanée ou réfléchie suivant qu'elle nous vient du dehors sans provocation de notre part, ou qu'elle est voulue et recherchée directement par nous. Il ne se passe pas d'instants, sans que nous soyons assaillis par l'autosuggestion spontanée. Nous devrions la redouter comme notre pire ennemie ; ses effets sont presque toujours nuisibles. Tout ce qui nous entoure, nos propres sens, se liguent pour favoriser son action, plus puissante, du reste, que celle de l'autosuggestion réfléchie, à cause de sa soudaineté qui ne nous laisse pas le temps de la réflexion, et aussi à cause de l'émotion qu'elle provoque.

La première tâche de l'autosuggestion réfléchie sera donc de faire la contre-partie de l'autosuggestion spontanée, de lutter sans répit contre ses assauts, d'arracher l'ivraie jetée par elle pour y mettre à la place la bonne semence, de neutraliser ses funestes effets. Malheur à celui qui se laissera envahir par l'autosuggestion spontanée ; il sentira, il verra tout à travers ses toxines et son équilibre physiologique sera à jamais rompu.

Évidemment, la victoire nous serait facile, s'il était laissé à notre gré d'apporter, dans nos autosuggestions réfléchies, la foi du charbonnier. Malheureusement, au lieu de cette simplicité confiante, nous faisons preuve d'un esprit de critique et d'analyse, qui prétend sonder les mystères insondables de la nature et expliquer les phénomènes inexplicables que notre intelligence bornée devrait se contenter d'admirer. Ainsi, notre besoin d'investigation n'aboutit qu'à faire germer le doute, véritable antidote de toute bonne autosuggestion. Ne serait-il pas plus sage de s'incliner devant l'évidence des faits, au lieu de nous égarer dans ce labyrinthe inextricable de vaines et oiseuses discussions.

Ces quelques notions vont nous initier au

processus, c'est-à-dire au mécanisme de l'auto-suggestion et nous permettre de mieux comprendre comment une idée, activée par l'imagination et intensifiée par l'émotion, se grave dans le subconscient, met en exercice les forces vitales de notre être, devient enfin motrice dans ses effets sur le fonctionnement de notre organisme et sur l'organisme lui-même. « Sans doute, dit Balzac, les idées se projettent en raison directe de la force avec laquelle elles se conçoivent ». Quand elle est suffisamment dynamisée, l'idée s'affirme idée-force, puissante modificatrice des causes secondes de nos maux. En effet, l'autosuggestion appelle l'activité de l'individu sur des centres nerveux, développe certaines facultés et, par suite de la facilité des cellules nerveuses à se reproduire en raison du travail qui leur est demandé, ce développement est l'occasion d'une création ou d'une augmentation de centres nerveux. Si le même centre nerveux est sollicité tous les jours, si, tous les jours, son activité est stimulée par une autosuggestion bien pratiquée, en vertu de la loi d'entraînement ce centre nerveux grandira, grossira, s'augmentera et les cellules nerveuses se multiplieront. Là où il n'y avait qu'une cellule nerveuse, il y aura dix ou cent cellules nerveuses, effectuant un travail dix ou cent fois plus grand. Il existera un véritable centre nerveux ; nous assistons, alors, à la création ou à l'augmentation d'un centre nerveux.

Normalement, le nerf est animé d'une certaine vibration et la moindre impression altère cette vibration. Cet état vibratoire du système nerveux est plus subtil que la vibration du son ; il est plutôt comparable aux vibrations de la lumière et de la chaleur et, par conséquent, peut être modifié par une influence extrêmement faible. Or toute modification dans cet état vibratoire entraîne des phénomènes pouvant amener une perturbation ou une heureuse transformation.

Pour apprécier la valeur de l'ébranlement que peuvent déterminer, dans le système nerveux, les émotions nombreuses et variées des aviateurs, plusieurs médecins ont étudié l'influence de leurs émotions sur le rythme cardiaque, sur le rythme respiratoire, sur les vaso-moteurs, sur le tremblement. D'après les Docteurs Camus et Netter, on peut inscrire l'intensité et la durée des réactions émotives, des réactions auditives (coup de revolver tiré brusquement et sans avertir), des réactions tactiles (application d'un linge trempé dans de l'eau froide sur une partie découverte de la peau), des réactions visuelles (explosion subite du magnésium). Les graphiques qu'on a obtenus sont des plus démonstratifs.

Pour le graphique des vaso-moteurs, on emploie le pléthysmographe de Comte et Hallion.

De simples faits que tout le monde a constatés nous en fourniront aussi des preuves rigoureuses. Voici une jeune fille, dont le visage rougit ou pâlit, dès qu'une personne, étrangère à la famille, lui adresse la parole. Voici également une artiste qui, au moment d'entrer en scène, éprouve des besoins naturels très urgents. Voici un ami, hier en pleine santé et que vous rencontrez aujourd'hui, la figure couverte de boutons ou d'eczémas. Devant votre surprise, il vous explique la grande frayeur qu'il a eue et qui lui a causé cette éruption. Voici enfin le soldat à qui, malgré son courage, le sifflement des balles et le grondement du canon produisent l'effet d'un purgatif, la première fois qu'il se trouve sur la ligne de feu. Que de gens ont leur digestion arrêtée ou sont atteints de congestion, de jaunisse, etc., à la suite d'une émotion. Qui oserait, après cela, nier la puis-

sance de l'idée sur le fonctionnement de notre
organisme et sur notre organisme lui-même ?

Nous en arrivons donc à cette conclusion
que, dans l'autosuggestion, l'idée active de
l'imagination, accompagnée de l'émotion, influence immédiatement le système nerveux
et modifie son état vibratoire, lui restituant
ou lui enlevant ce qu'il y avait en plus ou en
moins.

Nous ne pouvons, évidemment, prétendre
à des démonstrations rigoureusement scientifiques, tout comme s'il s'agissait d'un théo-
rème de géométrie ou d'une équation algé-
brique. Nul ne peut expliquer cette germination mentale, pas plus qu'il ne lui est possible d'expliquer la germination de la plante.
Il est, dans la nature, des mystères qui res-
teront toujours insondables. Imitons plutôt le
laboureur ; en vrai sage, il se contente de
jeter le grain dans le sillon, sans chercher à
savoir comment ce grain, après avoir pourri
dans la terre, se lèvera et se transformera,
à la saison prochaine, en un lourd épi. L'expérience lui a appris qu'après le temps de la
semence vient celui de la moisson ; les faits
sont là, il n'en peut douter. Il n'éprouvera
jamais le besoin qu'on lui explique les secrets

de la germination. Un seul souci le préoccupe :
celui de bien préparer son champ, afin de
ramasser une abondante récolte. Tant pis
pour les insensés qui laissent leur terre inculte
ou qui refusent d'utiliser la lumière et la force
électrique, sous prétexte que la fécondation
de la terre et la puissance de l'électricité
restent encore pour eux des problèmes inso-
lubles.

Si l'autosuggestion est plus répandue en
Angleterre et en Amérique, c'est que, dans ces
deux pays, on n'éprouve pas, comme en France,
le besoin de vouloir tout disséquer, tout
analyser. Tant que nous ne nous serons pas
dépouillés de cette habitude, nous n'obtien-
drons pas les guérisons désirées, car l'idée de
guérison ne peut réellement entrer dans l'esprit de celui qui est en train d'en discuter la
possibilité.

* * *

Le meilleur médecin, dit le proverbe,
est celui qui guérit. Si donc la méthode d'autosuggestion obtient le plus grand nombre
de guérisons, il est naturel que nous la pré-
férions à toute autre. Dès l'instant que la

plupart des maladies ont leur origine dans l'imagination détournée de sa voie, il sera en notre pouvoir de dompter le mal sous toutes ses formes le jour où la méthode nous aura appris à diriger nôtre imagination, à discipliner notre pensée, car, à chaque suggestion bien faite, le subconscient, sans cesse en activité et qui n'oublie rien, répond toujours par des prodiges. Ici, il convient d'éviter l'erreur de ceux qui confondent l'autosuggestion avec l'hétéro-suggestion, appelée aussi simplement suggestion. La première, nous la faisons nous-mêmes sans le concours de personne ; dans l'autre, intervient celui de qui nous recevons l'idée. D'après Bernheim, toute suggestion doit être faite par un suggestionneur ; toutefois, il ajoute qu'elle ne peut devenir efficace sans l'acquiescement volontaire du sujet à l'idée proposée. A notre avis, cette théorie contient deux principes contradictoires. D'un côté, en effet, le distingué professeur de Nancy exige l'intervention du suggestionneur et, de l'autre, il subordonne le résultat de la suggestion au consentement du sujet. Il nous paraît bien plus naturel et plus logique de supprimer le suggestionneur ; nous n'avons pas davantage besoin de son aide pour trouver l'idée que pour l'accepter. Du reste, la réflexion de M. Coué est on ne peut plus juste, quand il dit : « il n'y a pas de suggestion, tout est autosuggestion. » Nous nous passerons donc de l'hétéro-suggestion, d'autant plus que, malgré tout, qui dit suggestion dit domination et, naturellement, il nous répugne de nous mettre sous l'influence d'autrui. De tout ceci il découle que la vraie, la bonne suggestion est, non l'hétéro-suggestion, mais l'autosuggestion. Bien plus, il est curieux de remarquer que l'idée de guérison sera suivie d'un résultat plus rapide, plus complet, chez la personne qui s'autosuggestionne elle-même que chez le malade, qu'on aura suggestionné. L'intensité de l'idée s'obtient plus facilement par l'autosuggestion. Il est bien entendu qu'ici il ne sera question, exclusivement, que de l'autosuggestion. A nous incombe la tâche de vous faire connaître parfaitement cet instrument ; il vous restera, à vous, celle d'apprendre à vous en servir utilement. Sans doute, même avec le meilleur fusil du monde, on ne devient pas bon tireur en un jour. Avec un peu de patience, l'autosuggestion vous donnera des résultats dont vous serez les premiers étonnés.

Les premiers pas sont les plus difficiles. L'obstacle à surmonter paraît grand parce que votre courage est petit. Enfant, une table que votre tête n'atteignait pas, un livre que votre main ne pouvait tenir paraissaient immenses à vos yeux. Puis, quand s'est haussée votre taille, quand votre main est devenue ferme, ces choses, pourtant demeurées les mêmes, vous ont paru diminuées. Pareillement, à mesure que l'énergie croîtra en vous, vous verrez l'obstacle se rapetisser, vous verrez combien il était facile de vous servir de l'autosuggestion et d'en obtenir pleine satisfaction. Remarquez bien que le mal se fatigue de poursuivre les forts, tandis que le faible appelle ses coups. Celui qui se laisse abattre, qui se contente de gémir et de se lamenter, ne sort d'une souffrance légère que pour tomber dans une autre plus grande. Il semble que le mal prenne plaisir à ses plaintes. Mais que la douleur attaque un vaillant capable de lui tenir tête, il en va tout autrement. Ayant épuisé ses armes, le mal se lasse de poursuivre le patient qui lui résiste, l'impassible qui ne lui offre aucune prise.

La pratique de l'autosuggestion s'affermit peu à peu et nos échecs eux-mêmes nous sont un enseignement précieux pour les auto-suggestions suivantes. Il faut passer par une série de gradations avant d'arriver à la maîtrise de soi-même et de devenir expert, dans l'art de s'autosuggestionner. La santé, le bonheur, la joie, en un mot toutes les qualités appartiennent à celui qui les conquiert. Or, pour les conquérir, il ne suffit pas de les désirer, il faut surtout s'imaginer qu'on peut les acquérir. Rien de plus faible que celui qui croit ne pas pouvoir ; il n'aboutira jamais à rien. Donc ne pas se décourager, même après les échecs les plus grands ; c'est alors qu'on touche de plus près au véritable succès.

Rien de plus faux que ces deux proverbes : « On ne change pas sa nature » ; « chassez le naturel, il revient au galop ». Ils ne sont vrais que pour ceux qui négligent de faire l'éducation de leur naturel et qui, pour excuser leur paresse, font ce triste aveu : « c'est plus fort que moi ; je ne puis m'en empêcher. » A côté de ces vaincus qui ont renoncé à la lutte, voyez cet autre qui a persévéré dans ses autosuggestions quotidiennes et qui, aujourd'hui, a acquis la maîtrise de lui-même. On raconte, de Saint François de Sales, qu'il avait un tempérament violent et, cependant, sa douceur fut telle qu'elle lui valut d'être appelé le doux Saint François.

Après avoir fait un premier pas dont on a assuré la marche, le second sera plus ferme et chaque nouvelle autosuggestion nous rendra la suivante plus aisée. L'affermissement par l'éducation est une question d'entraînement.

Quand même le résultat ne se montre pas immédiatement, on ne doit pas moins continuer. Quelquefois l'autosuggestion fait son effet un peu plus tard ; dans ce cas, il arrive que nous croyons avoir échoué, parce que le résultat est tardif et que nous ne l'avons pas remarqué. En résumé, ne nous rebutons ni des gaucheries, ni des échecs ; tout exercice est un commencement qui nous achemine vers le but final et nous en rapproche davantage, à chaque fois. Le phénomène de l'autosuggestion, parce qu'il passe inaperçu, n'en reste pas moins un point acquis. L'autosuggestion ne fait donc jamais œuvre inutile.

Toute idée qui entre dans notre esprit ne constitue pas, de ce fait, une autosuggestion.

Il faut, de plus, qu'elle soit fixée par l'attention qui, à son tour, doit atteindre un certain degré. En d'autres termes, c'est la concentration de l'idée qui déclanche l'autosuggestion. Or, notre attention peut être spontanée ou réfléchie. Elle est spontanée, toutes les fois que, involontairement, notre esprit se porte de lui-même, par un mouvement subit et irrésistible, sur tout ce qui frappe notre imagination, captive notre intelligence, flatte ou heurte nos idées, nos goûts et nos penchants. Par contre, l'attention devient réfléchie, lorsque volontairement, consciemment, nous l'arrêtons sur un objet de notre choix. D'où il suit que l'autosuggestion sera spontanée ou réfléchie, selon que notre attention aura été voulue ou non de notre part.

IV

AUTOSUGGESTION SPONTANÉE

L'autosuggestion spontanée ne renferme rien d'extraordinaire ; c'est un phénomène aussi naturel que celui de concevoir une idée ou d'éprouver une émotion. Son action s'exerce presque continuellement ; elle profite de tous les événements, de toutes les circonstances et, chose redoutable, nous nous en apercevons, seulement, par les effets qu'elle produit en nous et dont la plupart sont pernicieux. Elle nous prend à l'improviste ; elle s'empare de nous avant même que nous ayons pu la prévoir. « Ça ne se commande pas », dit-on vulgairement et, en effet, nous ne lui commandons pas, elle s'impose. Dans les conditions ordinaires de notre existence, les fonctions de la vie organique échappent à notre attention et sont soustraites à l'influence de notre être conscient. Nous n'en prenons connaissance qu'au moment d'une perturbation. Par exemple, nous remarquons les mouvements du cœur quand les pulsations sont accélérées ou ralenties. Dès lors, il nous est facile de nous rendre compte que, dans les autosuggestions spontanées, les émotions sont capables de produire, dans le fonctionnement des organes, des modifications telles que la tension artérielle, la variation dans la circulation du sang, la respiration, la température et les sécrétions (sueur, urine, etc.).

Il nous est facile, également, d'entrevoir le lien étroit qui rattache l'autosuggestion spontanée à l'émotion, au point de les rendre presque inséparables. Tantôt sourde, tantôt vive et aiguë, l'émotion accompagne, d'ordinaire, l'autosuggestion spontanée et la renforce considérablement. Cette particularité la distingue de l'autosuggestion réfléchie dans laquelle l'émotion est artificielle et, partant, moins profonde.

Pour un motif quelconque, un objet attire notre attention, remue notre cœur ; nous en gardons le souvenir plus ou moins longtemps ; nous le croyons même complètement effacé de notre mémoire. Mais l'autosuggestion spontanée avait gravé nos impressions dans le subconscient et celui-ci les a conservées toutes vivantes. Quel n'est pas notre étonnement de voir défiler, sous nos yeux, tous ces souvenirs, le jour où une circonstance imprévue les fait remonter du tréfond de notre être.

L'autosuggestion spontanée nous assiège sous bien des formes différentes. Il est inutile de les énumérer toutes ; nous nous contenterons de citer la fascination, l'obsession, l'admiration, la contemplation et la distraction. Soit que la vue d'un objet nous choque, soit qu'un bruit nous importune, nous restons d'autant plus, sous l'empire de cette fascination et de cette obsession, que nous multiplions davantage nos efforts pour détacher notre regard de cet objet, notre oreille de ce bruit.

Un commis-voyageur descend dans un hôtel de province. Il n'avait pas remarqué que le mur de sa chambre était contigu à une usine dont les machines marchaient sans arrêt. Sa fatigue est extrême et il sent le besoin d'une nuit de repos. Mais voilà que le moteur frappe ses oreilles de son souffle monotone et saccadé. Il voudrait ne pas l'entendre et son agitation augmente, au fur et à mesure qu'il lutte contre cette obsession. Il eût certainement goûté un sommeil réparateur, s'il s'était servi de l'autosuggestion pour retrouver le calme nécessaire,

* * *

Quand on dit d'un malade qu'il a un bon moral, ne veut-on pas indiquer par là qu'il est en voie de guérison ? S'il se croit perdu, on en conclut qu'il est inguérissable. Aussi est-il cruel de laisser supposer à quelqu'un qu'il n'y a pas de remède à ses souffrances, car, même dans le cas où sa maladie ne serait pas grave, elle le deviendrait sûrement.

Dans sa dernière maladie, un jour qu'il se trouvait très souffrant, Balzac fait mander un de ses amis, médecin éminent de l'époque. Avant de mourir il doit écrire son testament littéraire et voudrait savoir le temps qui lui reste encore à vivre. « En ai-je pour six mois ?» demande-t-il. Le médecin ne répond pas. « En ai-je pour six semaines ? » ajoute-t-il avec angoisse. Le médecin ne répond pas davantage. « Mais alors, s'écrie Balzac, de plus en plus bouleversé, en ai-je pour six heures ? » Et tout à coup, aux pieds du médecin qui ne répondait toujours rien, l'illustre écrivain tombe comme foudroyé et ne se relève plus. Certainement il aurait pu vivre quelques semaines, quelques mois encore peut-être, si le médecin avait répondu par une parole d'espoir et d'assurance.

Une femme de la campagne, atteinte d'ulcères variqueux, avait entendu parler d'un médecin qui traitait par l'autosuggestion. Le récit des guérisons qu'il obtenait avait frappé son imagination ; elle va chez lui avec l'idée qu'elle va chez un sorcier. Les excellents conseils que lui donna le docteur la désillusionnèrent un peu ; naturellement, elle ne les suivit pas et son mal persista. Quand la pauvre femme revint pour la deuxième fois, le docteur, en phychologue avisé, abonda dans son sentiment, lui laissa croire qu'elle avait affaire à un véritable sorcier et qu'il possédait toutes sortes de secrets. Il n'en fallut pas davantage pour ranimer sa confiance et allumer, dans cette nature simple, la foi du charbonnier. Peu après, les organes, naguère sans vigueur, se dilatèrent, les plaies se refermèrent et, à sa troisième visite, le docteur eut simplement à constater une guérison complète.

Nous tombons inévitablement dans les griffes de l'obsession et nous marchons à grands pas vers la neurasthénie, toutes les fois que nous sommes les esclaves d'idées fixes qui nous paraissent indéracinables. La doctoresse R... me faisait dernièrement ce lamentable récit. Une jeune fille avait assisté aux derniers moments d'une de ses amies emportée, malgré ses vingt ans, par l'implacable tuberculose. L'impression qu'elle en avait ressentie fut telle que l'image de cette affreuse agonie ne quittait plus son esprit. En peu de temps sa santé, forte et robuste, dépérit ; elle était persuadée qu'elle était atteinte du même mal et condamnée eu même sort. Tous les raisonnements de sa famille éplorée ne purent lui arracher cette idée ; tous les remèdes de l'arsenal thérapeutique furent employés sans la moindre amélioration. Le mal résidait, tout entier, dans l'obsession ; c'est elle qu'il fallait déloger. Seules les autosuggestions répétées étaient capables d'un pareil résultat.

Ces exemples nous rappelleront combien serait fausse la manœuvre de celui qui voudrait lutter de front contre la fascination et l'obsession. Le subconscient, quand il a subi l'influence d'une pareille autosuggestion, est très habile à forger toutes sortes de ruses pour mieux dévorer sa proie. Ainsi il se plaira à nous représenter une vie des plus tristes, des souffrances sans issue, l'impossibilité d'une délivrance. Ceux qui se laissent prendre à ces perfides insinuations, tombent inévitablement dans le découragement et l'abattement, les plus redoutables de toutes les toxines. Qu'adviendra-t-il de notre énergie, si la source en est empoisonnée ? Prostrés devant la ruine de notre santé à laquelle nous tenions pourtant, nous assisterons, victimes inertes, à nos propres et inévitables catastrophes. Celui qui n'entretient pas l'espoir ferme de jours meilleurs, ne saurait s'attendre à ce que son état se modifie de lui-même. L'habitude de confondre le calme avec l'indifférence permet à cette dernière de s'insinuer parfois dans l'âme même des intrépides. Aussi devons-nous rester sans cesse en éveil contre l'indifférence ; ses traits sont d'autant plus redoutables qu'ils sont plus perfides.

**   *   **

Les différents points sur lesquels l'autosuggestion spontanée porte ses coups, sont : le cerveau, siège de nos facultés intellectuelles ; le cœur, source de nos sentiments ; les sens, source et siège de nos sensations.

A leur tour, nos facultés intellectuelles comprennent l'intelligence qui nous fait per-

cevoir une chose, l'imagination qui nous la
fait représenter, le raisonnement qui nous la
fait discuter, le jugement qui nous la fait
accepter ou repousser, la volonté qui nous la
fait désirer, la mémoire qui nous en fait souvenir. D'où les images mentales, les rêves,
les opinions, les souvenirs, les désirs, l'attention, l'admiration, la contemplation, la distraction, la fascination, l'obsession, autant de
phénomènes produits par l'autosuggestion
spontanée, suivant qu'elle affecte l'une ou
l'autre de ces facultés.

Si, maintenant, nous arrivons aux sentiments du cœur, nous devons mentionner
l'émotion, la joie et la douleur, la douceur et
la colère, l'amour et la haine, les penchants et
les passions.

Enfin, on entend par sensations, celles
qui nous viennent de l'ouïe, de la vue, de
l'odorat, du goût et du toucher. Nous devons
y ajouter, également, les mouvements extérieurs du corps et des organes intérieurs, ainsi
que les habitudes.

Cette distinction de nos facultés intellectuelles, affectives et sensitives nous explique
bien l'action que l'autosuggestion exerce
tantôt sur l'esprit, tantôt sur le sentiment et

l'idée, tantôt sur la pensée et les sens, tantôt enfin sur les trois à la fois.

Étant admis que toute idée représentative, émotive ou sensitive a tendance à se réaliser, il ne nous reste plus qu'à appliquer ce principe aux facultés de l'esprit, du cœur et des sens.

Autosuggestions représentatives ou idéatives.

Toute idée ne devient pas une autosuggestion par cela même qu'elle pénètre dans l'esprit. Elle doit, en outre, produire une impression intérieure qui se grave dans notre subconscient et de là se répercute sur l'organisme, si besoin en est. Sa répercussion est d'une force capable de neutraliser l'élément morbide et de rétablir les fonctions troublées. C'est ainsi que l'idée de vigueur supprime la fatigue, l'idée de mouvement détruit la paralysie.

A proprement parler, entre l'idée de sensation, de mouvement, et la sensation vraie, le mouvement lui-même, il n'existe pas de différence fondamentale. Ce n'est qu'une question de degrés. Certains auteurs prétendent que toute idée nous vient des sens, que nous avons d'abord l'impression et l'idée ensuite. Evidemment, la connexion entre l'idée et l'acte est si étroite, si intime qu'on ne peut nier l'action de l'un sur l'autre. Par une espèce de choc en retour, l'acte renforce l'idée qui l'a fait naître et l'idée, jusqu'alors faible, se fortifie de plus en plus par la répétition de ce même acte.

Nous avons donc l'autosuggestion purement idéative et l'autosuggestion idéo-active. Toute l'autopsychothérapie se trouve condensée dans ces deux formules.

Les idées premières nous viennent du dehors, d'autrui ou des choses, par un sens ou par un autre. Notre esprit se les assimile au même titre que notre estomac s'assimile les aliments. Nous les approprions ensuite à nos besoins, à nos goûts, à nos désirs. Toutefois, chacune de nos idées accompagnées de sentiments, de sensations ou de mouvement ne constitue pas un fait passager qui disparaît avec la cause elle-même. Au contraire, l'empreinte en reste gravée au fond de notre être ; nos idées, nos impressions y demeurent emmagasinées, souvent même ignorées de notre mémoire, mais toujours prêtes à remonter à la surface de notre subconscient et à fournir à notre intelligence les matériaux nécessaires à son jugement, à son opinion, à son inspiration, à ses inventions. Voilà comment a lieu l'association des idées qui affluent à notre esprit, soit isolées, soit en faisceaux, au moment où nous y pensons le moins et souvent après bien des efforts restés stériles. L'intuition, le talent, le génie, l'inspiration artistique et littéraire sont des manifestations cryptoïdes, qui surgissent, tout d'un coup, à la suite d'un travail souterrain, lent mais continu, et qui est le fruit d'autosuggestions précédentes, purement idéatives.

« L'inspiration, dit Ribot, révèle une puissance supérieure à l'individu conscient, étrangère à lui, quoique agissant par lui ; état que tant d'inventeurs ont exprimé en ces termes : « je n'y suis pour rien. (1) »

A son tour, Dwelshauvers nous démontre que l'inconscient latent mais actif « sert d'arsenal à la synthèse créatrice et aide l'homme à former les produits parfaits de l'esprit. »

« Intelligence et instinct, dit Bergson, ayant commencé par s'interpénétrer, conservent quelque chose de leur origine commune. Ni l'un ni l'autre ne se rencontrent jamais à

______

(1) Ribot.

l'état pur. Il n'y a pas d'intelligence où l'on ne découvre pas des traces d'instinct, pas d'instinct surtout qui ne soit entouré d'une frange d'intelligence. Mais ce qui caractérise essentiellement l'animal, c'est l'instinct ; ce qui caractérise essentiellement l'homme, c'est l'intelligence.

» L'intuition n'est pas autre chose que l'instinct conscient de lui-même, capable de réfléchir sur son objet et de l'élargir indéfiniment.

» Si la conscience qui sommeille en l'instinct se réveillait, s'il s'extériorisait en connaisance au lieu de s'extérioriser en action, si nous savions l'interroger et s'il pouvait nous répondre, il nous livrerait les secrets les plus intimes de la vie, car il ne fait que continuer le travail par lequel la vie organise la matière. (1) »

Qui ne connaît le mot historique *eureka* (j'ai trouvé) jaillissant de la bouche d'Archimède au moment où, plongé dans l'eau de son bain, il venait de trouver le principe de physique qui porte son nom. Il avait suffi d'une circonstance banale pour faire émerger de son subconscient les idées précédentes qui, associées à l'idée présente, devaient lui donner

____

(1) BERGSON.

la solution tant cherchée. L'autosuggestion spontanée peut, en effet, affecter, non seulement un point particulier, mais aussi l'ensemble de notre mémoire. Tel fut le cas d'un jeune homme qui, l'année dernière, se trouva complètement désemparé à la veille de prendre part au concours de l'École Centrale. Il s'y était préparé, pourtant, par un travail soutenu et consciencieux ; son admission était des plus probables. Pour un motif inconcevable, il s'imagine ne plus rien se rappeler, se croit incapable de démêler ses idées noyées dans un véritable cahos et est persuadé qu'il court à un échec certain. Sous l'empire de cette idée, il allait renoncer à ces examens, quand un de ses amis lui conseilla d'essayer l'auto-suggestion. Le conseil fut suivi des plus heureux effets. Après deux semaines d'exercices, l'ordre se fit dans sa mémoire, la clarté revint dans son esprit, si bien que ses épreuves écrites et orales lui valurent du jury les plus chaleureuses félicitations. Le subconscient avait travaillé pour lui.

Ce fait répond bien à ces explications du Pr Dwelshauvers : « L'inconscient rationnel ou inconscient dans l'acte de l'esprit, c'est cette forme d'activité qui établit de l'ordre dans notre vie mentale : elle impose à notre idéation les catégories logiques d'espace, de temps, de causalité, etc., synthétise les impressions multiples et disparates de nos sens en représentation cohérente d'objets doublés de concepts, notions logiques qui s'unissent dans des raisonnements. Or, cette activité organisatrice et rationnelle s'exerce constamment, sans être présente à notre conscience. Celle-ci ne reçoit que le résultat du travail mental et c'est en analysant ce résultat que nous remontons à la notion d'activité rationnelle inconsciente. (1) »

On réclame, un jour, d'un excellent musicien, l'exécution d'un morceau qu'il connaissait parfaitement mais qu'il n'avait pas joué depuis longtemps. Dans l'impossibilité de refuser, sans commettre une impolitesse, il se met au piano avec l'idée qu'il ne se rappellera plus cette symphonie. Fatalement, après quelques mesures, ses doigts s'arrêtent et, plein de confusion, il doit s'excuser.

Nous constatons le même phénomène dans le jugement et l'opinion de nos critiques, dans le goût de nos artistes, dans la tendance

____

(1) DWELSHAUVERS.

de nos poètes et de nos littérateurs. Cette matière est traitée amplement dans « Auto-éducation » ; ici quelques exemples éclairciront ces théories un peu abstraites.

Un de mes amis, monarchiste de vieille date, accepte de lire le journal de son voisin, républicain irréductible. Tout d'abord, il en critique les idées, insensiblement il les trouve moins attaquables, et, au bout d'un certain temps, il finit par les partager entièrement. Aujourd'hui, en émettant son opinion qu'il croit personnelle, il ne fait que traduire, sans s'en apercevoir, ce monceau d'idées déposées, une à une, par le journal dans son subconscient.

C'est ce qui arrive à un auteur ; après avoir lu quantité d'ouvrages traitant la même matière, observé les pensées des uns, souligné celles des autres, il construit une œuvre originale ; il dédouble sa personnalité, sans, pour cela, tomber dans le plagiat.

L'inconscient de mémoire se manifeste dans toutes sensations ou idées présentes car, comme le dit Bergson, la perception sensible actuelle est peu de chose en comparaison du fond de mémoire, sur lequel elle s'épanouit. Il se manifeste, également, dans les associations d'idées ; c'est le « reproductible » d'Helpach, caractérisé par l'apparition d'idées dans la conscience, sans que leur point d'attache ancien soit reproduit.

Nos goûts littéraires et artistiques sont constamment modifiés par les impressions que laissent en nous la lecture des ouvrages nouveaux ou la vue de l'art moderne. Lorsque nous jugeons ces pages parfaitement écrites ou ces objets admirablement travaillés, nous sommes loin de nous douter que notre appréciation est la résultante de ces nombreuses impressions que le subconscient a enregistrées, à notre insu, au jour le jour.

En somme, le travail de l'inventeur consiste dans la découverte des divers mouvements qui réaliseront le mouvement général, puis dans celle des pièces et combinaisons de pièces capables de donner ces mouvements. « A ce moment précis, dit Bergson, l'invention a pris corps. La représentation schématique est devenue une représentation imagée. » L'effort intellectuel consiste à convertir une représentation schématique dont les éléments s'entrepénètrent, en une représentation imagée dont les parties se juxtaposent.

Lorsque l'enfant manifeste sa préférence pour tel métier ou telle profession, en somme il obéit simplement à l'impulsion de son naturel, de son goût qu'il croit personnel et qu'il doit à une foule d'idées ou d'impressions accumulées dans son subconscient. C'est la vie des grands capitaines ou des célèbres explorateurs dont le récit a rempli son imagination ; ce sont ces épaulettes dorées, cette épée brillante dont il a rêvé tant de fois ; ce sont ces peintures pour l'imitation desquelles il a gaspillé tant de couleurs ; ce sont ces machines dont le rouage secret a si fortement excité sa curiosité. Et aujourd'hui l'ensemble de toutes ces impressions, oubliées peut-être mais non effacées, trace à l'adulte sa carrière et lui dicte son choix.

Voici un fait absolument authentique et raconté par celui-là même qui en a été le principal témoin. Pendant qu'il était directeur de l'Ecole Professionnelle Livet à Nantes, on lui présenta un enfant dont on avait rien pu faire dans les divers collèges d'où il avait été obligé de partir. Les parents tentaient cette dernière démarche, mettant leur suprême espoir dans cet établissement dont la renommée était, à cette époque, universelle. Le directeur, d'une grande intelligence et d'une expérience consommée, prend l'enfant par la main et le

conduit à travers les nombreux ateliers de
l'école. Ceux des machines, de l'ébénisterie,
etc. le laissèrent absolument indifférent, mais
dès qu'il pénétra dans l'atelier du modelage,
il sortit de son mutisme et poussa un cri en disant : « Oh ! moi aussi, monsieur, j'en ferais
autant. » Et, de fait, quelques semaines après,
le professeur du modelage déclarait au directeur que son nouvel élève était un véritable
prodige et promettait le plus brillant avenir.
Sa prédiction s'est réalisée ; le nom de cet
artiste figure avec honneur parmi les plus
célèbres sculpteurs de notre époque. La
simple vue du modelage avait suffi pour
remuer toutes ses impressions insoupçonnées,
et déclancher sa vocation.

*
* *

L'idée de réussite amène la réussite. Il
est des gens dont les obstacles ne sauraient
ralentir l'énergie ; leur désir peut ne pas
être satisfait sur le champ mais finit, tôt ou
tard, par se réaliser. D'autres, au contraire,
sont voués d'avance à un échec. Avant de
commencer ils sont persuadés de l'inutilité
de leurs efforts et, en conséquence, n'apportent
aucune des qualités qui assurent le succès. Que

nous fassions, par exemple, une démarche, avec l'idée qu'elle n'aboutira à rien, accent, attitude, physionomie, timidité ou maladresse, tout en nous contribuera à affaiblir nos moyens d'action et à nous rendre les gens défavorables.

La timidité, le bégayement, le trac, le défaut de mémoire (l'amnésie), l'esprit lent, la faiblesse de la volonté, tout cela a la même origine. On a l'idée de ne pouvoir s'exprimer sans bégayer, on bégaiera. On a l'idée de ne pouvoir parler en public, le trac nous fera perdre et la parole et la mémoire. On a l'idée de ne pouvoir déchiffrer un problème, la solution en restera introuvable. Un élève a l'idée de ne pouvoir faire la dictée ou la narration, il mettra mal l'orthographe et sa composition sera des plus médiocres. C'est faire preuve d'éducateur inexpérimenté que de répéter à un enfant : « tu n'es pas intelligent, tu resteras toujours le dernier de ta classe, tu ne seras jamais bon à rien ». Par contre, il serait si utile de lui dire : « tu es intelligent, à partir de ce jour tu vas travailler, et sûrement tu réussiras ». Dans le premier cas l'enfant se croira incapable de succès et s'abandonnera dans une paresse encore plus opiniâtre ; dans l'autre cas, il secouera sa torpeur et une ardeur nouvelle le mènera au triomphe.

On a grandement tort de raconter aux enfants des histoires terrifiantes ou de les envoyer, la nuit, dans des endroits obscurs et isolés, sous prétexte d'aguerrir leur tempérament et de les prémunir contre la peur. Les impressions qu'ils en gardent sont d'un effet tout opposé. Il serait bien préférable d'orner leur esprit de récits où les exploits des héros, les découvertes des savants et les descriptions pittoresques des écrivains tiennent la principale place. La loi d'imitation n'est pas douteuse ; elle est surtout vraie pour les enfants dont l'imagination, non encore étouffée par les réalités, conserve toutes les illusions. Ils imiteront avec la même facilité le bien et le mal, c'est-à-dire tout ce que leur apprendront l'école, la famille, les camarades et, aujourd'hui, le cinéma.

C'est avec dessein que nous nous sommes attardé sur l'autosuggestion purement idéative. Ne pouvant donner ici toutes les explications que ce grave sujet comporte et que nous exposons longuement dans l'autoéducation, nous avons voulu, néanmoins, montrer l'importance qu'elle joue dans l'éducation intellectuelle et morale des enfants, base de leur avenir matériel, de leur bonheur surtout. Les mères et les maîtres ne devraient jamais oublier que, chez l'enfant, tout se grave, rien ne passe inaperçu et que les bonnes ou les mauvaises lectures, les bons ou les mauvais conseils, les bons ou les mauvais exemples, y laissent des traces impérissables.

Dans ce même ordre d'idées, se place l'éducation de la volonté et de l'imagination, de cette dernière faculté surtout qui se trouve à la base de toute autosuggestion. L'idéal est de les mettre d'accord dans leur rôle respectif, sans que l'une empiète sur le domaine de l'autre. Dans toute autosuggestion l'imagination joue le rôle principal ; la volonté est plutôt une idée voulue mais sur laquelle la volonté a cessé d'agir, ne s'appesantit plus, du moment qu'elle est acceptée. Un effort nouveau de la part de la volonté ne servirait qu'à nuire au but désiré, en raison directe des efforts qu'elle tenterait.

Autosuggestions affectives

L'idée d'une émotion fait naître cette émotion. Ainsi l'idée de peur nous donnera le frisson de la peur ; l'idée de malheur nous causera l'angoisse de la tristesse. Cette sorte d'autosuggestion, d'un effet puissant, devient facilement contagieuse. La peur chez une seule personne gagne rapidement toute une foule. C'est ce qui arrive lorsqu'un incendie se déclare dans un théâtre, dans un cinéma, au Métropolitain, partout où il y a agglomération. Un cri de frayeur, fondé ou non, poussé par un des assistants, suffit à susciter une panique, précipitant tout le monde aux portes de sortie et provoquant un encombrement qui, bien souvent, fait déplorer de terribles catastrophes.

Le sentiment de désespoir ou d'allégresse ne se répand pas avec moins de facilité dans les collectivités. Qu'un homme, dans un village, mette tristement fin à ses jours, il est rare que son suicide ne soit pas suivi de quelques autres. Par contre, un bout en train, un groupe de jeunes gens en liesse ont bientôt mis toute une partie du pays en réjouissance.

Ne nous arrive-t-il pas, bien des fois, de pousser notre compassion jusqu'aux larmes, au simple récit d'un malheur, d'un accident ?

Il est certain que l'émotion porte l'idée à une haute température, pour ainsi dire au degré d'ébullition, et multiplie la puissance de son efficacité. Tout comme, dans l'autosuggestion idéo-active, l'acte réagit sur l'idée et la renforce, dans l'autosuggestion affective, l'idée et l'émotion exercent une action réciproque l'une sur l'autre. L'idée cause l'émotion, l'émotion intensifie l'idée. D'ordinaire, elles ne se séparent pas et, souvent, toutes deux accompagnent l'acte.

Du reste, on ne conçoit guère une autosuggestion spontanée, sans être suivie d'émotion, soit que celle-ci éclate brusquement et avec violence, soit qu'elle se fasse sentir lentement et progressivement.

Dans le domaine du sentiment le nombre des autosuggestions spontanées est incalculable ; telles celles de joie ou de tristesse, de sympathie ou d'aversion, d'estime ou de mépris, de courage ou d'abattement, d'assurance ou de timidité, etc., etc.

Sans que nous nous en apercevions, les autosuggestions spontanées nous poursuivent sans cesse et notre subconscient enregistre de continuelles impressions.

* * *

Du sentiment à la passion il n'y a qu'un pas et ce pas est vite franchi. Ce qui caractérise la passion, ce n'est pas la fréquence du sentiment, c'est plutôt son intensité, son intransigeance, sa domination et, de notre part, notre absolu asservissement. Aussi ne faut-il jamais badiner avec le sentiment ; on finit toujours par en devenir la victime, car le sentiment engendre le sentiment et fatalement la passion. Celui qui exprime un sentiment sans l'éprouver parvient à l'éprouver sans l'exprimer, tout comme le menteur qui, à force de répéter un mensonge, finit par y ajouter foi.

En somme, toute tendance se change en passion, toutes les fois qu'elle s'intensifie ou s'exaspère. Elle devient alors tyrannique et obsédante comme une idée fixe. L'idée fixe est la passion de l'esprit ; le sentiment fixe est la passion du cœur.

Autosuggestions sensitives

« L'idée de chûte, a dit Pascal, détermine la chûte. » Cette vérité confirme ce que nous venons d'exposer à propos des autosuggestions idéatives et affectives. N'importe qui, en effet, passera, sans chanceler, sur une planche placée au ras du sol. Mais qu'on élève cette planche à une hauteur de quelques mètres seulement, la même personne n'en pourra tenter la traversée sans être saisie de la peur de tomber ; prise de vertige, elle perdra infailliblement l'équilibre et tombera.

L'idée d'empoisonnement donne tous les

symptômes d'empoisonnement. Un de mes collègues, père de deux enfants, voulut, un soir à dîner, les récompenser de leur application à l'étude par un copieux dessert de gateaux à la crème. Mal lui en advint. A la fin du repas, il eut la maladresse de raconter, dans ses tragiques détails, l'empoisonnement par la crème que relataient les journaux du jour. L'idée d'empoisonnement était jetée ; elle ne tarda pas de germer dans l'imagination du plus jeune des fils. Au milieu de la nuit, ce dernier pousse des cris douloureux qui mettent toute la maison en émoi, et présente tous les symptômes de l'empoisonnement. La famille désolée avait épuisé tout son savoir en fait de soins, lorsque, brusquement, le jeune malade, interpellant son père, lui demande après combien d'heures un empoisonnement produit son effet. Le père comprit aussitôt et lui expliqua, d'un ton convaincu, que le maximum de délai reconnu par les médecins ne dépassait pas deux heures. Or la pendule de la chambre marquait déjà une heure après minuit. Il n'en fallut pas davantage pour rassurer complètement l'enfant et le délivrer aussitôt de ses douleurs atroces. Un instant après, il s'endormait du sommeil le plus profond.

Ce même phénomène a lieu chez les personnes qui ont la regrettable habitude de se livrer à la lecture des livres de médecine. Elles se croient atteintes de toutes les maladies, dont l'exposé les impressionne davantage et en ressentent souvent les symptômes.

L'idée de malaise crée ce malaise. Deux jeunes étudiants, suivant les cours de la même faculté, habitaient, sans doute par raison d'économie, la même chambre. Une nuit, l'un d'eux, affaibli peut-être par un surmenage intellectuel, se trouve soudainement pris d'étouffement et appelle son camarade à son secours. Celui-ci, éveillé en sursaut et sans prendre le temps de la réflexion, s'empare du premier objet qui lui tombe sous la main et le lance contre la fenêtre. Le verre vole en éclats et le malade commence aussitôt à respirer à son aise. Quel ne fut pas l'étonnement de tous deux, quand, le matin en se levant, ils s'aperçurent que c'était non le carreau de la fenêtre, mais la glace de l'armoire qui était brisée en mille morceaux.

L'idée de froid donne froid ; l'idée de chaleur donne chaud. Rappelons quelques-uns de nos souvenirs personnels et nous ne pourrons douter de ce phénomène. Vous entrez dans la pièce d'un appartement qui est glaciale. Pour vous préserver d'un rhume, vos hôtes s'empressent d'y allumer une énorme bûche. Aussitôt et, par conséquent, avant même que la température se soit radoucie, vous n'éprouvez plus la sensation de froid. A la vue seule du feu, l'idée de chaleur a déterminé la chaleur.

Vous avez froid dans votre chambre, non encore chauffée. Au dehors, s'annonce une journée de printemps. Vous ouvrez toute large la fenêtre et, devant les rayons de soleil qui remplissent la pièce, l'idée de chaleur réchauffe à l'instant vos membres engourdis.

Par contre, qu'il entre chez vous un ami se plaignant du froid rigoureux et manifestant ses frissons à en claquer des dents. L'idée de froid vous communiquera les mêmes frissons.

Personne n'est sans connaître ces remèdes, plus ou moins bizarres, dont les genres varient à l'infini et que, dans les villages, le voisin ne manque jamais de conseiller à son voisin. Ce sont ces remèdes qu'on appelle vulgairement remèdes de bonne femme et dont la principale valeur est d'être inoffensive. Si pourtant, quelquefois, ils agissent réellement, c'est que le sujet les applique avec l'assurance d'une guérison et, de ce fait, accomplit une véritable autosuggestion.

Une maison de produits pharmaceutiques lance un nouveau remède. La réclame autour de ce sirop ou de cette pilule est faite avec intelligence et grand fracas, si bien qu'elle finit par déterminer une autosuggestion chez bien des lecteurs du journal qui l'a insérée. Cette spécialité peut n'avoir aucune vertu curative. Mais dès l'instant que le lecteur aura pris ce remède avec confiance, l'idée de guérison certaine, plus que le remède, amènera dans l'organisme les modifications désirées.

Une jeune fille dépérissait à vue d'œil, tous les traitements ne parvenaient pas à enrayer le mal implacable. Arrive, un jour, un ami de la famille, alors interne dans un hôpital de Paris. En voyant la malade, l'étudiant en médecine parle, longuement et avec enthousiasme, d'une certaine potion dont il affirme l'efficacité souveraine. La confiance renaît dans le cœur de la jeune désespérée, et, peu à peu, le remède rétablit sa santé. Or ce remède ne contenait que des éléments anodins et nullement en rapport avec l'effet produit. L'autosuggestion avait tout simplement accompli son œuvre. L'état de cette jeune fille alla ainsi prospérant jusqu'au jour où une personne maladroite lui dévoila la supercherie et, du même coup, détruisit à jamais les forces acquises.

Un médecin, alors qu'il était encore interne, fut chargé d'une opération à un doigt du pied. Voulant anesthésier la partie qu'il devait labourer de son bistouri, il fait une piqûre du liquide que l'infirmière venait de lui apporter et procède à l'opération, sans que le malade éprouve la moindre souffrance. Rien n'eût paru extraordinaire si, à la fin de la séance, la même infirmière n'était accourue, déclarant que, dans sa précipitation, elle s'était trompée et avait pris un flacon d'eau distillée au lieu de l'anesthésiant. Après ce qu'il venait de voir, le docteur n'en pouvait croire ses oreilles. Il fit analyser le liquide et l'analyse vint confirmer la parole de l'infirmière.

Du reste, ce fait n'est pas unique en ce genre, On signale que des phénomènes identiques se sont produits, quelquefois, avec les masques que l'on a l'habitude de mettre à l'opéré et qu'on avait oublié de chloroformer.

L'idée du danger crée le danger. Cela arrive à ceux qui, sous l'empire de la peur, au moment de traverser une rue dont la circulation est encombrée, vont se jeter tout droit sous les roues de la voiture qu'il fallait éviter.

Certaines circonstances qu'on pourrait plutôt appeler coïncidences deviennent assez souvent des causes occasionnelles d'autosuggestions. Vous avez remarqué, par exemple, que, hier à quatre heures, vous avez souffert de la migraine. Le lendemain, à la même heure, l'idée vous vient que vous allez en souffrir de nouveau et, naturellement, vous n'échappez pas à la migraine.

De même les objets, les lieux, qui nous rappellent un souvenir pénible, des circonstances douloureuses, ne manquent pas de provoquer des autosuggestions. Voir ces objets, traverser ces lieux, cela suffit pour nous faire revivre les mêmes heures d'angoisse, subir les mêmes impressions.

Le malade, par le fait de son mal, devient très observateur. Il est aux écoutes ; il cherche à surprendre une parole, à lire sur la physionomie de son médecin et il s'autosuggestionnera en bien ou en mal, selon l'assurance ou l'inquiétude que lui auront laissée ses investigations.

L'idée d'immobilité cause l'immobilité. Nombreux sont les exemples de ceux qui, atteints autrefois d'un rhumatisme, s'imaginent ne pouvoir marcher sans l'aide d'une canne, bien que le rhumatisme ait disparu depuis longtemps. Qu'un cheval emballé, un tramway ou une simple bicyclette mettent leur vie en danger, l'idée de fuir le danger leur donnera le mouvement et vous les verrez tout à coup retrouver leurs jambes et courir sans même boiter. Et pendant la dernière guerre, alors que les Gotha ou les Bertha lançaient sur Paris leurs engins meurtriers, n'avons-nous pas vu quantité de malades, qui se déclaraient incapables de remuer, sauter de leur lit à la première alerte et descendre jusqu'à un sixième étage !

On doit surveiller les blessés, au point de vue d'un usage abusif des béquilles ou de la canne.

Selon la remarque très juste du Dr Rochard, rien n'abolit la volonté et l'idée de mouvement, comme l'absence même de mouvement. La béquille est, pour le membre inférieur, un moyen de supprimer les mouvements spontanés, d'empêcher la reprise de la fonction. Or le mouvement est nécessaire à l'entretien de la fonction de la vie.

« La vue d'un tousseur, dit Montaigne, irrite mon poumon et mon gosier. Les angoisses d'autrui m'angoissent matériellement. »

L'idée qu'on se fait d'un spectacle, d'un panorama, d'une maison, d'une personne nous les fait trouver charmants ou laids, en conformité de nos sentiments.

L'entrée dans un temple nous porte au recueillement ; un salon luxueux nous inspire le respect.

*   *   *

Idée, émotion et sensation ont toutes tendance à s'extérioriser, c'est-à-dire à se traduire en acte. Or de l'acte isolé on passe facilement à l'acte répété et la répétition de ce même acte nous fait tomber dans l'habitude. Une fois qu'on a contracté une habitude, il n'est pas aisé ensuite de s'en débarrasser. Telle est la loi de l'habitude : chaque acte qu'elle fait naître constitue une nouvelle autosuggestion qui l'enracine plus profondément, en même temps qu'elle diminue davantage notre énergie. Au plus l'homme boit, au plus il boira. Ce qui est vrai de la boisson, ne l'est pas moins du tabac, de l'opium, de la cocaïne, de la morphine, etc. N'essayons pas de supprimer, d'un seul coup, l'usage de tous ces stupéfiants ; nous courrions à un échec certain. Par des autosuggestions réfléchies, répétées, commençons par obtenir un intervalle, chaque fois un peu plus long, entre chaque cigarette, chaque dose. Autant de cigarettes et de doses supprimées, autant d'autosuggestions mauvaises évitées, autant d'énergie récupérée. Et ainsi, parcelles par parcelles, nous arriverons finalement à reconquérir tout le terrain perdu.

Les actes suggestifs par imitation ne sont pas rares. Le fou rire provoque le rire ; le bâillement communique le bâillement. Le mouvement entraîne le mouvement ; rappelons-nous les moutons de Panurge. La marche incite à la marche ; les soldats d'un régiment en route en sont le plus bel exemple.

L'enfant, avec la sincérité de son âge, imite aussi bien les bons exemples de ses maîtres que les défauts de ses parents.

On demandait, un jour, à un enfant breton ce qu'il ferait une fois devenu grand. « Je ferai comme mon père, répondit-il naïvement, je m'enivrerai. » Que dire de cet autre enfant qui, dernièrement, fut surpris par sa mère en train de taillader avec des ciseaux les vêtements de la famille ? En sa présence, on avait parlé imprudemment de l'insensé qui coupait les robes des dames dans les grands magasins ; il l'imitait tout simplement.

Un air musical ne nous donne pas seulement une image auditive, souvent accompagnée d'émotion, mais nous porte aussi à traduire cet air soit par la voix, soit par un mouvement de notre main ou de notre pied qui en suivra la mesure, soit quelquefois par la danse. De son côté la musique militaire nous donne l'image motrice ; en l'entendant, l'enfant se met aussitôt à marcher au pas et, quand il le peut, à suivre les musiciens.

Ce que nous venons de dire, nous pouvons le répéter à propos des goûts. Nos répugnances pour tel ou tel aliment remontent souvent à notre enfance. Dans un moment de mauvaise disposition, on nous a imposé sans discernement un mets qui ne nous plaisait pas. Nous en avons mangé, par pure obéissance. Or le subconscient n'a pas oublié cette répugnance ; nous l'éprouvons toutes les fois que ce même plat réapparaît sur table. La preuve de cette autosuggestion est évidente, puisque nous mangeons, de bon appétit, ce même aliment, toutes les fois qu'on a le soin de le dissimuler dans la préparation d'un mets. Si nous venons à nous apercevoir de cette supercherie, nous en éprouverons aussitôt un véritable malaise, qui peut aller jusqu'à des nausées, et même à une sérieuse incommodité.

Un couvert mal mis, une table dont l'ordre

laisse à désirer, des mets mal présentés, arrêtent plutôt l'appétit qu'ils ne l'aiguisent. Un repas triste, silencieux, avec des convives taciturnes et pensifs, risque fort d'être indigeste. Par contre, une table arrangée avec goût, ornée de fleurs et d'un service élégant, chargée de plats succulents et de fruits savoureux, dans une salle gaie, chaude et brillamment éclairée, fait venir, selon l'expression vulgaire, l'eau à la bouche des convives souriants, excite leur appétit et les prédispose à une digestion facile. Il est à remarquer que la simple étiquette dont on affuble un mets et la marque, plus ou moins authentique, d'un vin ne contribuent pas peu à nous les faire apprécier.

On sait aussi tout le faste que les Romains déployaient dans leurs festins. Peintures, décorations, musique, chant, parfum, rien n'y manquait de ce qui pouvait réjouir la vue, charmer les oreilles, flatter l'odorat, distraire l'esprit afin de donner aux mets toute la saveur possible. Les expériences de Pawlow, faites sur des chiens, ne nous ont-elles pas démontré, d'une manière péremptoire, les modifications que subit le suc gastrique, en qualité comme en quantité, à la simple vue des aliments que l'on va absorber avec plaisir ?

Bien que dans un genre différent, le même phénomène se produit chez une personne qui, à la suite d'un rhume, s'imagine avoir perdu le sens de l'odorat. Du reste, ces sortes de cas ne sont pas rares. Au cours d'une de ses conférences si suivies, le savant professeur Grasset s'interrompt et demande si personne, dans l'auditoire, ne se trouve incommodé par l'odeur qui se dégage du verre placé sur son bureau. Ceux qui occupaient le premier rang déclarent sentir l'ammoniaque. Aussitôt après, la salle toute entière accusait la même odeur et plusieurs s'en trouvaient incommodés au point d'être obligés de sortir. Or le verre ne contenait rien autre que de l'eau pure.

Tout cela prouve la puissance formidable de l'autosuggestion spontanée. Bien souvent, il est difficile de reconnaître lesquelles des facultés intellectuelles, affectives ou sensitives elle affecte, parce que, dans la plupart des cas, elle agit sur toutes les trois ensemble. Mais cette distinction importe peu ; ce qui importe davantage, c'est de comprendre son action pour mieux la combattre, ses moyens pour mieux les prévenir, ses effets pour mieux les neutraliser.

V

AUTOSUGGESTION RÉFLÉCHIE

Comme nous venons de l'expliquer, l'autosuggestion spontanée est indépendante de notre volonté. On pourrait à juste titre l'appeler occasionnelle, dès l'instant qu'elle est due à une circonstance imprévue et non voulue. Elle est très puissante parce que l'idée qui la provoque n'est pas discutée, ni paralysée par d'autres idées étrangères, et qu'elle est renforcée par l'émotion dont elle est généralement accompagnée. C'est une espèce d'hétérosuggestion en ce sens qu'elle s'impose à nous en dehors de notre volonté, à notre insu et, pour ainsi dire, par la force des circonstances.

Les choses se passent tout autrement dans l'autosuggestion réfléchie. Ici pas de surprise, mais aussi moins d'émotion. L'idée ne nous est pas imposée, à notre insu. Nous la choisissons, nous la dirigeons à notre gré. Avec cette autosuggestion il nous est loisible de capter les forces inconnues de notre être, de changer l'idée mauvaise, de renforcer l'idée bonne, de remplacer l'attention spontanée par l'attention voulue, c'est-à-dire réfléchie.

Un clou chasse l'autre, dit-on vulgairement. Hé bien ! enfonçons le clou de l'autosuggestion réfléchie pour chasser le clou de l'autosuggestion spontanée dont nous aurons remarqué les mauvais effets.

Comme dans l'autosuggestion spontanée, c'est toujours l'idée qui a tendance à se traduire en acte et qui se réalise grâce au travail mystérieux mais incessant du subconscient.

L'émotion n'en est pas toujours le précieux auxiliaire ; de plus, elle se manifeste moins fréquemment et avec une intensité moindre. Aussi est-il indispensable de concentrer notre idée le plus possible, mais avec le minimum d'effort, afin d'éviter l'effort converti qui est le plus sérieux de tous les obstacles.

*
* *

Pour définir plus exactement l'effort converti, il est préférable de l'expliquer par le contraire, c'est-à-dire de montrer ce qu'il n'est pas au lieu de dire ce qu'il est.

Quand on veut concentrer dans l'esprit une idée, par exemple celle d'une guérison, il faut naturellement en avoir d'abord le désir. L'idée ne germe pas toute seule ; il est nécessaire qu'elle soit appelée par un acte *initial* de la volonté. Mais cette dernière doit s'effacer, sitôt ce rôle rempli, de telle sorte que l'idée reste seule dans l'imagination. Si, par suite d'une impatience, nous laissons la volonté intervenir de nouveau, nous faisons alors un effort converti, c'est-à-dire que l'effort nouveau de la volonté aboutit à un effet contraire à celui que nous désirons. Autant d'efforts nous tenterons, autant de résistance nous rencontrerons du côté de l'idée que nous nous obstinerons à combattre ou à réaliser. Tel est le cas du neurasthénique ; semblable au voyageur qui s'enlise dans la bourbe au fur et à mesure qu'il s'efforce d'en sortir, il s'enfonce de plus en plus dans ses idées noires par l'exaspération qu'il met à les chasser. Si vous voyiez quelqu'un se débattre au milieu des flots et sur le point de se noyer, à quoi servirait de lui crier : « nagez, mais nagez donc. » Ce pauvre malheureux vous répondrait : « mais apprenez-moi donc à nager. » Donc, pas d'efforts de la volonté ; au lieu d'apporter du

soulagement, elle aggraverait le mal, tout
comme celui qui, pour nous réchauffer les
pieds, nous les brûlerait avec un fer trop chaud.
« Toutes les fois qu'il y a conflit entre l'imagination et la volonté, dit M. Coué, l'imagination doit toujours l'emporter sur la volonté,
Cette règle ne souffre aucune exception.»
Souvent on ne comprend pas assez la haute
portée des paroles de M. Coué, qui, dans leur
grande simplicité, mais aussi dans leur conci-
sion rigoureuse, établissent un véritable principe scientifique. C'est pour avoir dérogé à ce
principe et cultivé l'éducation de la volonté
aux détriments de l'imagination que l'on
obtient de si faibles résultats dans le traitement des affections mentales. De tout cela, il
découle qu'il est besoin non de supprimer la
volonté, mais de greffer l'imagination sur
la volonté initiale. Une pensée, une fois jetée,
continuera à se développer d'elle-même, sans
effort, grâce à la concentration de l'esprit, avec
une précision merveilleuse. En termes de comparaison, la volonté c'est la terre ; l'idée représentative, c'est la tige qui germe de la terre ;
l'émotion, c'est le rayon de soleil qui fait
éclore la fleur et murir le fruit.

De même le subconscient fait monter à la

surface la plante dont le grain, choisi par la volonté, avait été semé par l'imagination. On ne fait pas davantage de l'autosuggestion avec la volonté qu'on ne fait des mathématiques avec l'imagination. Cette dernière faculté est aussi indispensable à l'autosuggestion que le raisonnement dans les mathématiques.

* * *

La distinction que nous avons faite pour l'autosuggestion spontanée, nous devons la faire également pour l'autosuggestion réfléchie, c'est-à-dire que l'autosuggestion réfléchie peut être simplement idéative, ou émotive, ou sensitive, ou idéo-émotive, ou idéo-motrice, selon qu'elle reste dans les domaines intellectuel, émotif, ou sensitif.

En résumé, toute idée contient en germe le phénomène qu'elle exprime ; la concentration, par sa puissance dynamique, lui donne la force de le réaliser.

Or l'autosuggestion réfléchie nous permet de développer, parmi nos facultés intellectuelles, l'attention de notre esprit. Cette particularité est importante à retenir, car l'attention nous facilite les exercices de l'autosuggestion, nous y fait faire des progrès rapides et, dans les travaux intellectuels où l'attention joue le principal rôle, elle remplace les efforts de notre esprit et de notre mémoire. L'attention implique la mémoire et l'imagination ; l'imagination implique à son tour la mémoire, car, comme le dit Leibniz, il n'y a pas d'attention sans mémoire. La solution du problème que nous avons cherchée en vain, tout ce que notre mémoire n'a pu retenir, se graveront dans le subconscient pendant le sommeil qui suivra l'autosuggestion.

*　*　*

Toute idée est essentiellement motrice en vertu du principe que toute idée tend à se traduire en acte. C'est cette qualité motrice de l'idée qui est la base de l'autopsychothérapie. Représentative, émotive ou sensitive, elle s'exprime par un mouvement intérieur des organes ou extérieur du corps.

Le joueur, par exemple, a beau dissimuler son émotion, refouler ses sentiments de crainte ou d'espoir, il est toujours facile à l'observateur de lire les impressions qui se trahissent non seulement sur son visage, mais dans ses gestes, soit que la fortune le favorise, soit que la chance l'abandonne.

Personne ne devrait ignorer l'expérience du pendule de Chevreul. A mon sens, elle éclaire parfaitement la question de l'autosuggestion et en explique les effets rationnels, en expliquant le mouvement inconscient, intelligent et efficace qu'elle imprime en nous.

Chevreul avait assisté à une séance où une bague, suspendue à l'extrémité d'un cheveu, venait frapper la paroi d'un verre à l'endroit désigné, au gré et à la volonté d'un des assistants qui tenait l'autre extrémité du cheveu au bout de ses doigts. A la suite de cette expérience, il voulut se rendre compte si ce pendule oscillerait mieux au-dessus du mercure, mais il dut constater que le mercure n'exerçait aucune influence. Il en conclut que ce phénomène d'oscillation était naturel et qu'il était dû uniquement à la force de l'idée motrice du sujet.

Cette expérience est des plus concluantes ; les résultats n'en peuvent être d'autant moins mis en doute, qu'il est facile à chacun de se livrer à cet exercice, au moyen d'un simple fil à l'un des bouts duquel on suspend un objet quelconque, tel que bague, clef, etc. Ce qu'il y a surtout d'intéressant et qu'il est bon de noter, c'est la précision du mouvement et

de son changement de direction, au gré de la
pensée:

« Tout ce qui entre par l'esprit en sort par
les muscles », disaient les anciens qui déjà avaient
deviné la puissance de l'idée, toujours en tendance de se transformer en acte.

L'intensité de notre idée mesure le pouvoir
et, partant, l'efficacité de la réaction qu'elle
provoque dans les muscles.

L'oscillation du fil représente parfaitement,
dans l'autosuggestion motrice, les mouvements musculaires, mouvements impercep-
tibles, inconscients qui se produisent au gré
de l'idée et desquels dérivent les modifications
organiques les plus intimes. Elle nous fait
comprendre l'action des nerfs, des cellules
nerveuses dans le fonctionnement des organes,
en un mot le processus que suit l'idéo-réflexe
pour amener la guérison.

L'autosuggestion ne prétend pas agir directement sur les altérations organiques, ni
sur les agents qui en sont la cause. Elle ne
vise pas, non plus, à la supression des médi-
cations classiques ; elle en demeure, au contraire, bien des fois, le plus précieux adju-
vant. Ses applications n'en sont pas moins
très étendues et elle constitue un traitement

symptômatique des plus importants. Ainsi donc si elle ne guérit pas directement les lésions, l'autosuggestion calmera les douleurs, rendra le mouvement d'un membre plus aisé, fera taire les maux d'estomac, arrêtera les nausées, les vomissements, restaurera l'appétit.

« Que faisons-nous, dit le Dr Bernheim, dans la plupart des cas ? Est-ce à l'entité morbide que nous nous adressons ? Nous faisons modestement la médecine des éléments c'est-à-dire la médecine symptômatique. Nous donnons de l'opium pour calmer la toux, la douleur, l'insomnie, des antithermiques contre la fièvre, des astringents contre la diarrhée, des toniques contre l'hyposthénie. La maladie elle-même nous échappe, nous l'atteignons dans ses éléments fonctionnels, quand nous le pouvons. (1) »

N'est-ce pas précisément le rôle que joue l'autosuggestion, quand elle arrête ces manifestations symptômatiques secondaires, qu'elle met un frein et un régulateur à toutes ces transmissions nerveuses ? Bien plus, son traitement n'est pas purement symptômatique, dès l'instant qu'il aboutit, par la res-

____

(1) BERNHEIM.

tauration fonctionnelle, à la restauration
organique. En agissant directement sur la
douleur, elle exerce une action indirecte mais
réelle sur le mal lui-même qui engendre cette
douleur, sur le rhumatisme, par exemple.
Dans une fièvre typhoïde elle n'arrêtera pas
immédiatement le cours de la maladie aiguë,
mais, par une voie indirecte, elle arrivera au
même résultat en augmentant la puissance
de défense de l'organisme capable ensuite de
lutter contre l'élément morbide.

*   *   *

Elle explique également la graphologie qui,
d'après les indices des mouvements musculaires, découvre les sentiments du moment.
Voilà pourquoi notre écriture change et varie
selon nos dispositions.

Ce mouvement s'accélère dans la lutte contre l'obstacle en raison directe de l'effort,
ainsi que cela se passe dans l'effort converti.

L'autosuggestion idéo-active doit nous servir à réformer nos idées, nos sentiments, nos
tendances, nos habitudes, notre caractère
en même temps que notre être physique.
« L'appétit vient en mangeant », c'est-à-dire
que l'acte, par choc en retour, agit sur l'idée,

la fortifie et ainsi, par une action réciproque, l'acte correspond doublement à l'idée génératrice de cet acte.

Les manifestations extérieures d'une passion, d'une habitude, attisent cette passion, entretiennent cette habitude. Le meilleur moyen de se débarrasser de l'une et de l'autre, c'est d'espacer ces manifestations jusqu'à ce qu'on arrive à les empêcher complètement.

Les signes extérieurs de calme, par exemple, dans nos gestes, nos mouvements, nos paroles intensifient nos idées de calme qui nous aideront ensuite à marcher et à manger plus lentement, à éviter davantage les mouvements brusques, à apporter plus de modération dans nos actions. Sommes-nous en colère, essayons de marcher lentement et de parler d'une voix calme ; notre colère s'apaisera bien vite. Sommes-nous tristes, fredonnons une chanson, écoutons une conversation gaie, regardons un spectacle amusant ; notre tristesse se dissipera d'elle-même. Il en est ainsi de beaucoup d'actions modificatrices au profit de notre esprit et de notre corps. Quelquefois, la simple affirmation à haute voix de calme, de gaîté suffit à amener le calme et la gaîté.

Ces deux autosuggestions, idéative et ac-

tive, tendent à faire de nous des hommes
de pensée et d'action, puisque l'idéal est de
faire de toute pensée un acte et, inversement,
de tout acte une pensée. Pour cela il s'agit
de bien penser pour bien agir et, aussi, de bien
agir pour bien penser. Cette espèce de gymnas-
tique psychique finit par rendre l'acte moins
pénible et, également, la pensée plus facile.

D'où il suit que l'autosuggestion active
peut être combinée avec l'autosuggestion
de l'idée et ainsi cette autosuggestion combinée permet d'exécuter le mouvement, de faire
l'acte en même temps qu'on fait l'autosuggestion. Dans l'autosuggestion d'imitation
nous reproduisons les actes des autres ; dans
l'autosuggestion idéo-active, nous répétons
nos propres actes, en vertu de l'action que nos
actes, créés par l'idée, exercent sur notre pensée créatrice de ces actes. Quand, par exemple,
à la suite de plusieurs exercices d'autosuggestion on arrive à manger lentement, le fait
lui-même de prendre ses repas sans précipitation agit sur l'idée suggestive de manger
avec lenteur. Le progrès de la veille nous
rend aptes à faire un nouveau progrès le lendemain et, ainsi de suite, jusqu'à la maîtrise
complète de soi.

N'oubliez pas la loi de progression et n'allez pas croire qu'il vous soit possible d'arracher, d'un seul coup, vos passions, vos habitudes. Ce n'est qu'à force de coups répétés qu'on arrive à abattre un arbre. On extrait les racines une à une. Qui oserait prétendre arrêter, d'un seul coup, une automobile ou un train lancés à toute vitesse, sans briser la voiture, sans faire dérailler le train. Le chauffeur prudent, le mécanicien sage serreront progressivement les freins. De même pour arrêter une habitude, une passion, il faut le temps nécessaire qui nous permette de mettre d'abord un certain intervalle entre nos actes répréhensifs, ensuite d'espacer encore davantage cet intervalle, et d'arriver enfin à supprimer totalement ces actes. Ce n'est qu'après avoir passé plusieurs fois la barre de fer à la forge et sur l'enclume que le forgeron parvient à l'amincir sous les coups répétés du marteau. Ainsi en est-il de nos défauts, de nos infirmités ; nous les diminuons à chaque séance d'autosuggestion, nous les domptons à force d'autosuggestions répétées.

Conditions de l'Autosuggestion réfléchie

Si l'autosuggestion spontanée n'exige, de notre part, aucune condition particulière, si elle agit sur nous, que nous soyons prêts ou non, il n'en est pas de même pour l'autosuggestion réfléchie.

Celle-ci, en effet, ne produira aucun résultat sans notre concours ; nous devons, au préalable, préparer le terrain, c'est-à-dire nous mettre en état de recevoir l'idée fécondatrice. L'autosuggestion spontanée nous surprend aussi bien dans le tumulte de la foule, au milieu de nos occupations, qu'aux heures de notre solitude. L'autosuggestion réfléchie ne pourra exercer son action que si nous lui apportons le calme de l'isolement, le relâchement des muscles et la concentration de la pensée. C'est cet état que nous appelons état de passivité ou de suggestibilité. Il se rapproche du sommeil et de la rêverie ; mais avant d'y arriver, toute une éducation est à faire. Cette éducation qui, en somme, constitue l'objet même de notre méthode, n'est autre que l'éducation de l'affleurement, c'est-à-dire la manière de mettre l'idée en contact avec le subconscient. Il n'est pas facile, pour ne pas dire impossible, d'expliquer le subconscient. On peut le comparer à une nappe d'eau dont nous ignorons la profondeur, l'étendue et les richesses, mais dont l'expérience nous révèle, chaque jour, les forces incalculables.

A la surface de cette nappe d'eau se trouve le conscient avec toutes ses facultés intellectuelles, émotives et sensitives. Produire l'affleurement, c'est donc faire remonter à la surface le subconscient qui, à ce moment, rendu favorable par l'abstraction de notre être conscient, reçoit l'idée et la rend capable d'opérer en nous les modifications désirées. Les choses se passent de la même façon que si du fil négatif émergeant du sous-sol de notre être inconscient nous approchions le fil positif de notre être conscient, et que le contact de ces deux fils produise un courant d'une force extraordinaire. Evidemment les secrets de cet accumulateur merveilleux nous restent encore insondables. Il faudra peut-être de longues années avant que la science arrive à les pénétrer. En attendant, il nous faut bien admettre, puisque nous les constatons, les phénomènes de cet ouvrier mystérieux et puissant qu'est le subconscient.

D'après Ribot, le subconscient est constitué

d'éléments isolés ou associés qui ont été autrefois des états conscients. On pourrait dire que le subconscient n'est autre que de la conscience éteinte, cristallisée dans les éléments moteurs.

« Le fait, dit-il, qu'il y a en nous une vie souterraine qui n'apparaît qu'en passant et jamais totalement, est d'une grande portée ; c'est que la connaissance de nous-même n'est pas seulement difficile, mais impossible.

» Si la science ne peut expliquer le transformisme par l'inconscient, elle est parvenue à mettre sa réalité au-dessus de toute discussion. (1) »

Ce qui frappe particulièrement, dans l'étude dela psychologie subconsciente, pour peu qu'on veuille y mettre un peu de sens philosophique, c'est qu'elle ne répond à aucune loi physiologique connue. Le mystère reste également profond, qu'il s'agisse de cryptomnésie ou de cryptopsychie. Il est impossible de comprendre, par exemple, pourquoi la mémoire consciente est si ingrate, si débile, alors que la mémoire subconsciente se montre si étendue, si fidèle et si sûre. Bien plus, la faiblesse

____

(1) RIBOT.

de la mémoire consciente est telle que, parfois, les souvenirs du subconscient lui paraissent totalement étrangers, absolument comme si c'était des connaissances nouvelles. Le subconscient n'enregistre pas seulement des faits notables, mais aussi des faits insignifiants qui n'ont même pas retenu l'attention consciente.

Remarquez que souvent l'oubli est involontaire, non que l'attention soit fatiguée ou que la chose n'en vaille pas la peine, mais parce que cette chose nous ennuie, nous contrarie et qu'inconsciemment nous la rejetons. En conséquence, le conscient constitue la partie la plus faible ; le subconscient, la partie la plus importante, la plus puissante. Il y a une connexion étroite, réciproque, un courant continu entre le conscient et l'inconscient.

D'après Hartmann, le subconscient réunit les fonctions essentielles de l'activité mentale, ne se trompe pas, ne se fatigue pas, accomplissant ses actes avec un minimum d'effort, est tout puissant, sait tout et actionne la pensée.

De son côté, Beaunis dit avec raison : « Il n'est pas si facile qu'on le croit de se borner à constater un phénomène. Nous avons tous une tendance, malgré nous, à déformer les

faits que nous observons, à les plier à nos
idées, à nos habitudes mentales, à notre manière de voir. (1) »

Cette tendance provient de toutes nos
idées et impressions renfermées dans le subconscient et qui nous dictent notre opinion
sans que nous nous en apercevions. On
appelle faits inconscients les faits psychiques,
qui influencent notre vie mentale, en dehors
des choses dont nous nous rendons compte.

« On a désigné, dit le Dr Pierre Janet, par
ce mot de subconscient des activités mer-
veilleuses qui existent, parait-il, au fond de
nous-mêmes sans que nous soupçonnions leur
existence ; on s'en est servi pour expliquer des
enthousiasmes subits et des divinations du
génie. (2) »

C'est d'après les éléments inconscients qui
composent notre activité psychique que nous
nous rendons un compte exact de la richesse
et de la profondeur de la vie mentale.

Le subconscient dépasse de toutes parts,
déborde entièrement le cadre des capacités
sensitives et cérébrales ; dans son essence, il

----

(1) Beaunis.
(2) Dr P. Janet

est en dehors de toutes les représentations, en dehors même du cadre des représentations, c'est-à-dire de l'espace et du temps.

La question de l'inconscient n'est pas une partie du problème, mais tout le problème.

Sous Descartes, on était embarrassé pour expliquer la mémoire, l'intelligence et l'affection des animaux, parce qu'on excluait de la psychologie tout ce qui n'était pas conscient. Aujourd'hui on l'explique par le subconscient.

Gustave Le Bon disait : « L'importance de l'inconscient est prépondérante, car dans ce terrain se trouvent les raisons de nos opinions et de notre conduite ; » et plus loin : « L'inconscient représente un vaste magasin d'états affectifs et intellectuels constituant un capital psychique qui peut s'affaiblir, mais qui ne meurt jamais. (1) »

« L'inconscient, dit Ribot, est un accumulateur d'énergie ; il amasse pour que la conscience puisse dépenser. »

Pourquoi remarquons-nous certaines choses et restons-nous indifférents vis-à-vis de beaucoup d'autres ? C'est encore le subconscient qui nous guide.

---

(1) Gustave Le Bon

* * *

Ainsi donc, dans l'intérêt de notre santé, il est de toute nécessité que nous apportions les plus grands soins à préparer ce terrain, de façon à le rendre favorable à l'éclosion de bonnes autosuggestions. Or pour que cette préparation soit parfaite, il est logique de commencer par obtenir un relâchement général de nos muscles. Cette détente physique nous mènera insensiblement à la détente mentale, en d'autres termes au recueillement. A ce moment-là le subconscient sera tout prêt à percer l'écorce, à remonter à la surface, à mettre en contact le fil négatif avec le fil positif de l'idée principale. Ensuite, pour que cette idée soit chargée d'un courant plus puissant, c'est-à-dire qu'elle soit plus intense, il suffira de l'isoler de toutes les idées secondaires et de la concentrer fortement dans notre esprit.

Tout le monde connaît l'action du sommeil naturel ; il délasse les membres, grave les idées, solutionne les problèmes. Ses applications dans l'autosuggestion sont considérables.

On dit, non sans raison, que la nuit porte conseil. Ce serait un tort de considérer le sommeil comme un état d'inertie pour le corps et l'esprit ; le cerveau continue de faire œuvre intelligente. Il lui arrive d'imaginer, de raisonner, de déduire plus sûrement qu'à l'état de veille ; c'est ainsi que, dans certains rêves, nous faisons preuve d'une intelligence plus subtile qu'à l'état conscient.

Ce qui nous empêche de nous en apercevoir, c'est que nous confondons souvent l'idée de sommeil avec l'idée de repos. Cette confusion est regrettable car, si nous nous endormons avec l'idée de fatigue, nous nous réveillerons encore plus fatigués ; si nous nous endormons avec l'idée de calme, de repos, nous nous réveillerons calmes et reposés. En s'endormant avec l'idée que la douleur cessera, au réveil la douleur aura cessé ; cette concentration de l'idée pendant le sommeil a agi suffisamment pour faire disparaître la souffrance. Les choses se passent de la même façon pour un problème. On cherchait la solution en s'endormant ; on la trouve en se réveillant. Cette recherche s'est développée pendant le sommeil et, à notre insu, ce travail mental nous en apporte le résultat.

Je connais plus d'un écrivain, plus d'un savant qui se lèvent, en pleine nuit, pour noter ce qui surgit, à leur esprit, de leur sommeil. Leurs efforts de la veille s'étaient continués et portaient leurs fruits à ce moment-là. Nous recommandons de choisir plus particulièrement le soir, pour se livrer aux travaux les plus difficiles. Faisons-en une bonne partie, le sommeil fera le reste. On se trouve en présence d'un problème obscur et embrouillé, de décisions graves et difficiles à prendre, d'une rédaction laborieuse ; après avoir bien étudié ces sujets, on dort sur le tout, et la nuit achève la tâche, le sommeil démêle et éclaircit le tout. Rien de plus pratique, surtout, pour la mémoire. Tout ce qu'on s'est exercé à retenir le soir se grave, se fixe, pendant la nuit, dans la mémoire et, le matin, on est capable de réciter parfaitement ce que la veille on n'avait pu apprendre par cœur.

L'autosuggestion nous permet de fixer avec précision l'heure de notre réveil, de diriger le fil de nos rêves et d'empêcher les cauchemars épuisants. La règlementation du sommeil est le meilleur de tous les exercices. Le maniement en est délicat mais, quand on possède la maîtrise du sommeil, on est en droit d'attendre tout de soi-même en matière d'autosuggestion. Je connais quelqu'un qui, avec un procédé des plus simples, s'endort quand il veut et pour le temps qu'il veut.Ce sommeil de 5 à 10, 15 minutes le repose autant que le sommeil de la nuit et lui procure, à chaque fois, un bien-être indéfinissable.

Voyez la mère qui se réveille au moindre gémissement de son enfant et que le fracas du tonnerre ne réveillera même pas. Et l'enfant qui, le matin, doit partir pour une excursion, se réveillera à l'heure convenue, tandis que d'ordinaire il se fait tirer l'oreille avant de sauter de son lit moelleux et bien chaud.

Si, maintenant, vous éprouvez un malaise dans la journée, et que ce malaise ne disparaisse pas malgré une autosuggestion, répétez cette même autosuggestion le soir au moment de vous endormir. Vous la ferez, dans des conditions plus favorables, le sommeil deviendra votre puissant auxiliaire et, à votre réveil, vous serez satisfait du résultat.

Agissez de même dans le cas où le sommeil tarderait à venir. Dites à voix basse : « Je vais dormir » ; surtout, ne dites pas : « je veux dormir », car cet effort converti, au lieu de produire la détente, surexciterait vos nerfs et éloignerait de vous le sommeil.

A l'état d'éveil notre conscient ne peut

s'arrêter sur toutes les idées qui naissent dans notre esprit, et encore moins, les retenir. Toutefois, si nous ne gardons que les principales, toutes se concrétisent dans le subconscient et quelques-unes reviennent dans le cerveau, pendant le sommeil, souvent associées à d'autres idées et après un délai plus ou moins long. Telle est l'origine des rêves et aussi des pressentiments.

Voici, à propos du pressentiment, le langage que Marcel Prévost prête à l'une de ses héroïnes dans son dernier roman *Les Don Juanes.*

« Nous avons, dit-elle, à une date dans le passé, dit ou tu une certaine phrase, accompli ou omis un certain acte ; puis nous avons continué de vivre, sans y songer. Mais la phrase dite ou retenue, l'acte accompli ou omis, c'étaient des faits produisant autour de nous une réaction qui se continuait, se développait avec le temps, même si nous n'y songions plus. Nous n'y songions plus, nous ne voulions plus y songer ; mais notre inconscient, comme on dit aujourd'hui, en gardait la trace. Et là aussi, dans ce mystère qui est au fond de nos pensées, la précision, l'évaluation des conséquences s'inscrivaient peu à peu. De petits faits que nous ne notions pas expressément jalonnaient les étapes. Un jour, comme le malade s'aperçoit d'une tumeur qui se formait en lui depuis des mois, nous sentons la gêne, le souci ; c'est que les événements résultant de notre acte oublié vont s'accomplir et que, parallèlement, l'infaillible instinct en a déduit les conséquences et chronométré l'évolution. Oui... c'est ce développement parallèle des faits dans la réalité et de leur image dans notre mémoire obscure que nous appelons le pressentiment. (1) »

Ainsi cette espèce d'engourdissement qui précède ou suit immédiatement le sommeil est un état des plus favorables ; nous devons le préférer à tout autre. Il y a également, dans la journée, l'état de rêverie qui, lui aussi, nous plonge dans une sorte de torpeur, bien que nous demeurions en plein état de veille. En effet, aux moments de nos rêveries, nous faisons abstraction complète de notre propre personnalité, nous nous isolons du monde extérieur, nous ne voyons ni n'entendons rien de ce qui nous entoure, en un mot nous nous désintéressons absolument de

____

(1) Marcel Prévost, _Les Don Juanes_

8

la vie réelle pour vivre exclusivement une vie intérieure, une vie de sentiment et de pure imagination. Pour nous, plus rien n'existe en dehors de l'idée qui nous absorbe et que nous poursuivons dans tout son développement.

On n'habite plus alors la terre ; selon l'expression vulgaire, on voyage dans les astres, c'est-à-dire dans les régions de l'imagination. Lorsque quelque chose vient nous arracher brusquement à cette rêverie, nous sortons de cet état comme d'un profond sommeil et, si cela nous arrive en présence d'amis, nous sommes tout confus de notre contenance, au point que notre premier mouvement est de nous en excuser. Hé bien ! c'est précisément dans ces moments de rêverie que montent du tréfond de notre subconscient les souvenirs oubliés, les désirs refoulés, les vieilles impressions, les sentiments combattus, et tout cela de la même façon que les rêves dans le sommeil.

L'éducation artistique et littéraire n'est-elle pas, en définitive, l'éducation même du subconscient, puisqu'elle nous enseigne à rêver, à nous concentrer, à méditer, à nous soustraire aux choses du dehors pour nous

absorber dans la pensée à laquelle notre pin-
ceau ou notre plume doivent donner le plus
de vie et de beauté? Il fut un temps où l'on
considérait comme un devoir d'étouffer, chez
l'enfant, l'imagination, sous prétexte qu'elle
affaiblissait sa raison, faussait son jugement.
Evidemment cela ne veut pas dire qu'on doive
laisser cette folle du logis vagabonder à sa
fantaisie et lui abandonner la bride sur le
cou. Le tout consiste à la diriger avec discernement, de façon qu'elle n'entrave pas l'élan
des autres facultés mais qu'elle serve à leur
donner un nouvel essort.

* * *

Il est à remarquer que cet état de relâchement physique, de détente morale est plus
particulièrement facile à obtenir chez la femme
et l'enfant. Le tempérament de ces deux êtres,
en effet, est plus faible, leur effort musculaire
est capable d'une résistance moindre, leur
imagination est plus grande mais aussi moins
encombrée par l'esprit d'analyse, et, pour
toutes ces raisons, leur subconscient a plus de
tendance à l'affleurement. Ces tempéraments
faibles sont plus exposés que l'homme à être

victimes d'autosuggestions spontanées par leur
nature impressionnable et très suggestible.
Ce défaut peut, toutefois, devenir une qualité
fort précieuse. Du jour, en effet, où ces personnes tiennent en main la clef de l'autosuggestion réfléchie, leur faiblesse se change
en force, leur pire ennemie devient leur meilleure alliée et de vaincues qu'elles étaient la
veille, elles se métamorphosent le lendemain
en de véritables Hercules, capables de terras-
ser le mal le plus opiniâtre.

N'allons pas croire que cet état de détente
et de recueillement porte atteinte à l'énergie
de notre volonté, à la puissance de notre attention. Autant vaudrait affirmer que le
sommeil affaiblit notre corps et déprime notre
moral. Rappelons-nous, au contraire, que l'autosuggestion est un moyen de développer
nos facultés intellectuelles, y compris la volonté elle-même. Elle doit diriger la volonté et
non la volonté diriger l'autosuggestion. Ceci
nous explique pourquoi les exemples de téna-
cité sont plus remarquables chez la femme
que chez l'homme, car, plus émotive que musculaire, la fermeté relève plutôt de l'imagination que de la volonté.

Nous devons obtenir non le repos par

distraction à cause des idées étrangères qu'elle entraîne à sa suite, mais le repos par détente ; durant celui-ci l'attention n'est retenue par rien, ne cherche pas de rivage où atterrir, mais se fixe tout entière sur le point qui nous intéresse.

L'animal ne rencontre pas ces difficultés ; ni soucis, ni préoccupations ne viennent distraire son instinct. Seule l'idée de faire cesser sa souffrance le captive tout entier. Aussi l'autosuggestion est-elle facile pour lui et même, chez certains animaux, tels que le ver, l'écrevisse, la puissance suggestive va jusqu'à reconstituer une partie d'un membre et aussi le membre lui-même.

C'est le cas de rappeler ici que l'idée est puissante quand elle est unique, et devient faible, quand d'autres l'accompagnent ; d'où la nécessité d'éliminer les idées étrangères et de concentrer l'esprit sur l'idée principale.

Une fois que le vide est fait dans notre cerveau, que nous l'avons dégagé de toutes autres idées importunes, que la détente a eu lieu et que le recueillement est obtenu, tout pourtant n'est pas terminé ; c'est le moment d'y jeter l'idée génératrice en concentrant toute la capacité de notre attention, sans que, toutefois, celle-ci soit tendue avec violence, car la concentration n'est autre, en somme, que l'attention avec l'effort en moins.

La concentration suppose une certaine habitude de l'attention et de la détente. De fait l'esprit s'accoutume à s'isoler, à se recueillir, à se concentrer, plus facilement qu'on ne le suppose de prime abord. Si la détente s'opère plus rapidement chez la femme et l'enfant, il est à remarquer que, par contre, la contention ou concentration leur est plus pénible. Sans doute, on ne parvient pas du premier coup à écarter les idées qui nous assiègent en foule et de toutes parts, mais, une fois la place dégagée, il est aisé d'y ramener l'idée principale et de la concentrer. Quelque bien doué qu'il soit, nul ne devient forgeron sans avoir battu le fer. C'est pourquoi nous considérons comme une nécessité absolue la pratique quotidienne de ces exercices. Ils assouplissent notre esprit, rendent à chaque fois notre effort moindre en même temps que l'autosuggestion plus aisée et plus efficace. Tous les instants de calme et de silence qui nous sont laissés dans la journée doivent être mis à profit. Le mieux alors est de choisir une chaise longue ou un fauteuil, de s'y installer dans une position aisée qui ne gêne aucun de nos membres et qui permette à nos muscles un relâchement complet. On reste ainsi les yeux fermés, vingt minutes environ et, autant que possible, dans une demi-obscurité. Il est surtout nécessaire de ne point se rebuter devant les gaucheries et les échecs inévitables dans tout début. Si vous savez ne pas vous lasser, ces exercices vous conduiront infailliblement à la maîtrise de vous-mêmes.

C'est une des raisons pour lesquelles nous n'admettons pas l'hétéro-suggestion. Si quelqu'un vous fait la suggestion au lieu de vous apprendre à vous faire vous-même l'auto-suggestion, il n'agira pas différemment de celui qui, prétendant vous enseigner l'équitation, la bicyclette ou le piano, monterait lui-même à cheval, à bicyclette et ferait courir ses doigts sur le clavier. Il aurait beau répéter ses exercices, vous ne sauriez jamais vous tenir à cheval, ni garder l'équilibre sur la bicyclette et encore moins jouer du piano. Qu'un chasseur, au contraire, s'exerce au tir à la cible, il finira, tôt ou tard, par devenir un excellent tireur.

Il résulte de tout ceci que l'autosuggestion demande une éducation spéciale. Comment prétendre se servir de cet instrument avec des chances de succès, si on en ignore le maniement. Nous l'avons déjà dit et nous tenons à le répéter, tant ce point nous paraît capital : l'autosuggestion est toute en nuances et c'est pour ne pas avoir observé ces nuances qu'on aboutit à des déboires. On ne les devine pas ; on ne les découvre qu'après un long tâtonnement ou à l'aide de conseils. Un élève qui veut se passer des leçons du maître risque fort de rester longtemps un mauvais élève.

Dans le cas qui nous occupe, le maître c'est la méthode. Il convient de la lire et de la relire, jusqu'à ce que nous la possédions complètement. Si ensuite nous la suivons ponctuellement, il nous sera facile d'améliorer les conditions de notre existence, tant au point de vue physique que moral et intellectuel.

VI

MÉTHODE

Notre méthode consiste dans l'application fidèle de toutes les explications qui précèdent. Elles sont condensées sous forme de principes, afin de rendre notre enseignement plus clair et de guider plus facilement dans les exercices d'autosuggestion.

1º : *Moments.* — On peut faire son auto-suggestion à n'importe quels moments, pourvu qu'ils soient accompagnés des conditions voulues c'est-à-dire qu'ils contribuent à nous mettre en état de suggestibilité. Ainsi, il serait mal à propos de choisir les instants qui suivent immédiatement une conversation agitée, un travail absorbant, une course précipitée, un jeu animé, un exercice entraînant. Une transition est indispensable. Raisonnablement on doit commencer son autosuggestion seulement lorsque cet état fiévreux a disparu et que nous avons recouvré notre calme ordinaire. Tant que nous sommes sous l'empire d'une surexcitation, notre esprit est incapable d'attention et de concentration, et nos efforts demeurent absolument inutiles.

De tous les moments, en somme, les plus favorables sont ceux qui précèdent ou suivent le sommeil. La raison en est que nous nous trouvons alors dans une espèce de torpeur, de somnolence, voisine du sommeil, et qui nous prédispose à la suggestibilité. Nous nous créons une sorte de sommeil léger ; point n'est besoin d'indiquer un procédé particulier, chacun, en s'inspirant des conseils donnés plus haut, y arrive à sa façon et selon les moyens que lui indique son expérience.

Dans la journée, il est bon de profiter des heures de loisir, de solitude qui nous sont laissées pour pratiquer l'autosuggestion. Alors même qu'aucune souffrance, qu'aucun autre besoin ne réclament ces exercices, nous ne devons nullement les négliger. Outre qu'ils produisent toujours un effet, si minime soit-il, ils nous rendront les exercices suivants plus faciles et, par une progression insensible mais logique, ils nous conduiront à une parfaite maîtrise de nous-mêmes. De plus, non seulement nous entretenons, de cette façon, notre organisme en bon état, mais cela nous permet de garder dans notre esprit l'idée de faire le nécessaire pour le maintien de notre santé.

Enfin, nous devenons de plus en plus habiles à manier l'autosuggestion, de telle sorte que, loin d'être surpris, nous serons tout prêts à nous en servir le jour où la maladie, la tristesse viendront nous attaquer. Sans doute il faut tenir compte des prédispositions de chacun, des tempéraments nerveux, apathiques, ardents ou froids, mais il restera toujours un fait acquis et indéniable, c'est que l'autosuggestion, à mesure que nous l'aurons pratiquée, nous sera devenue plus aisée et plus puissante.

Du reste, s'il n'y a pas un mal physique, il y a toujours un mal moral à guérir ou, tout au moins, un état à modifier. Et même, notre état physique et moral serait-il parfait, il nous resterait encore à développer nos facultés intellectuelles, à diriger nos penchants, à redresser nos goûts. Ces exercices ne peuvent donc être que très utiles, car, pour peu que nous jetions un regard sur nous-mêmes, nous verrons qu'il y a toujours quelque chose de mauvais à arracher, quelque chose de bon à semer ou à planter, quelque chose en ruines à réparer.

2° Relâchement physique. Détente mentale. — Le repos du corps, le relâchement des muscles précèdent et préparent la détente mentale.

Après avoir arrêté tout mouvement, toute cause de fatigue, suspendu toute occupation, choisir un endroit solitaire, à l'abri de tout bruit et plongé dans une demi-obscurité. S'étendre ensuite le plus commodément possible dans un fauteuil, sur une chaise longue ou, au besoin, sur le lit ; y prendre une position telle que le corps puisse rester immobile sans qu'aucun des membres n'éprouve la moindre gêne. Cet état de délassement, que nous pouvons faire cesser à notre gré, nous procure un relâchement dans nos muscles en même temps qu'une sensation de bien-être, qui nous jettent dans une somnolence délicieuse, appesantissant même nos paupières, sans toutefois nous plonger dans le sommeil. A ce moment-là, il faut rompre tout contact avec l'extérieur, retirer, sans effort, son attention de tout objet, dégager son esprit de toutes pensées étrangères ; on

voit le contour des choses vaguement et sans
s'y arrêter, on les effleure, pour amener et
retenir seulement l'idée de calme et de repos.
Peu à peu les idées deviennent moins tumul-
tueuses, moins nombreuses, nous n'en suivons
plus aucune ; elles passent devant nos yeux
comme sur un écran et s'évanouissent une à
une jusqu'à ce qu'enfin le vide se fasse dans
notre cerveau. Il n'y a pas de procédés particuliers à indiquer ; chacun doit avoir recours
à celui qui lui aura le mieux réussi. L'expérience lui apprendra les corrections à apporter
pour l'approprier exactement à son tempérament ainsi qu'aux circonstances. Toujours
est-il qu'avec un peu d'habitude, on arrive,
au bout de quelques instants, à diminuer les
sensations, à voiler les idées, à amener un
engourdissement agréable. C'est le moment
du recueillement, de la méditation et de la
concentration.

3° *Recueillement, méditation et concentration.* —
De même que chacun a sa façon de se mettre
en état de détente, de même nous avons tous
une manière propre de nous recueillir. D'ordinaire nous appelons l'idée unique ou collective qui nous intéresse. Notre esprit, au lieu

de se fermer, s'ouvre à toutes les idées, qu'elles viennent du dehors ou de la mémoire. Un classement a lieu et, au fur et à mesure que les idées se présentent, nous rejetons celles qui ne sont pas conformes à nos désirs, tandis que nous retenons celles qui viennent corroborer notre idée principale, en y projetant un jour nouveau, une circonstance ou un détail intéressants.

La méditation, à son tour, nous apporte des énergies nouvelles, un ensemble de raisons, de motifs qui incitent l'esprit, multiplient les impressions, et réunit en un faisceau puissant tous les éléments capables d'agir sur notre imagination, notre cœur et nos sens. Nous colorons l'idée, nous l'échauffons en nous représentant le plaisir, le bien-être etc., qui en résulteront.

Comme le dit Paul Émile Lévy, « la méditation, c'est l'état de l'esprit qui s'isole de toutes choses, de toutes sensations, de toutes pensées, pour se replier sur un coin de lui-même, qui, dans le calme, sans tension, sans effort, sans fatigue, vivifie et féconde quelques idées préalablement choisies, par l'attention purement contemplative qu'il lui accorde. » On s'imagine les conséquences qui suivront la

réalisation de cette idée et on calcule, à côté
des avantages d'un succès, les inconvénients
d'une négligence coupable. L'exécution de
notre pensée se présente à nos yeux vivante,
sous une forme tangible et avec des contours
précis. On se voit tel qu'on souhaite être, par
exemple, fort, robuste, jeune, gai et heureux.
Plus l'idée aura du relief, plus elle deviendra
vivante, plus sa réalisation sera sûre et parfaite. Cette idée deviendra ainsi une idée-
force, laquelle, à son tour, deviendra idée-
motrice. C'est alors qu'il faut garder une pensée unique et s'y absorber entièrement.

La concentration consiste à retenir, en-
chaîner, river l'attention sur un point précis,
à donner à cette idée une forme concrète,
sans aucun effort. Autant que possible, mettre
l'élément moteur, par exemple un mouvement
graduel au service de l'idée représentative
pour la fixer davantage, l'intensifier et en
faciliter la transformation en acte. Une tension brusque, opiniâtre ne servirait qu'à trou-
bler le calme, à surexciter l'énervement et à
produire des effets contraires. Le mieux est de
laisser l'idée se fixer d'elle-même, agir toute
seule par sa propre puissance, ainsi que cela
se produit dans la fascination, la contempla-

tion et l'obsession. Éviter surtout l'impatience, l'exaspération, l'effort. Au besoin, pour faciliter l'aptitude à se concentrer, écrire sur un tableau et en caractères assez gros les modifications à apporter et les avantages à retirer de ces modifications, et, le matin à son réveil, lire, plusieurs fois et à demi-voix, ce tableau que l'on change au fur et à mesure de ses besoins. La répétition automatique d'une formule demande une légère attention et constitue un moyen excellent pour implanter une idée dans l'esprit et en chasser toutes les autres. C'est cette idée qui, restée la dernière sur le champ de la conscience, exerce sur le subconscient son action extraordinaire, laquelle se répercute, ensuite, jusqu'aux profondeurs les plus reculées de l'organisme, au point d'y apporter des modifications importantes et, avec elles, la guérison des maux quelquefois même réputés incurables. La concentration n'implique pas une tension qui suppose toujours un effort, une fatigue ; tout au contraire, elle demande le maximum de calme et produit les meilleurs effets, si, par l'imagination, nous savons nous voir d'avance en possession des qualités, de l'état de santé que nous désirons obtenir.

4º *Pensée unique; pensée collective.*—La pensée est unique, quand l'esprit se concentre sur une idée particulière, précise, nette. Elle est collective, quand elle affecte un état général, ou qu'elle embrasse plusieurs points à la fois auxquels l'esprit ne pense pas et dont il ne peut formuler les détails. Pour exprimer l'une ou l'autre, on usera de l'affirmation pure et simple. Ainsi, par exemple, on dira : « je suis bien, je suis fort, je suis calme. » Quels que soient les termes de notre formule, il est bon de les accompagner du mot *sûrement.* Ce mot a une très grande importance ; il contribue fortement à rendre l'idée plus intense, l'émotion plus vive, par la conviction et l'assurance qu'il nous donne. Le mot *sûrement,* en effet, est parfaitement juste, rigoureusement exact, et toujours vrai. Les principes sont là, les faits sont indiscutables ; les résultats doivent *sûrement* s'ensuivre, si les principes sont bien appliqués. En cas d'insuccès le mot *sûrement* ne reste pas moins justifié, car c'est la faute non à l'autosuggestion, mais à nous qui l'avons mal pratiquée.

Il est des gens, surtout parmi les timides, qui, tout en exécutant les exercices, conser-

vent un doute sur l'efficacité de leur autosuggestion. Dès lors, on comprend combien le
mot *sûrement* est important, puisqu'il nous
délivre du sentiment néfaste du doute.

Faire toute chose avec le minimum d'effort
pour arriver à des résultats sûrs et importants.
Celui qui va doucement, dit un proverbe ita-
lien, va sûrement ; qui va sûrement, va loin.
Un feu de paille ne dure pas. Le cheval qui
prend le galop s'arrête bien vite ; par contre,
le bœuf qui trace le sillon d'un pas lent, le
creuse profondément. A chaque travail, son
heure ; à chaque heure, son travail. Il ne
s'agit donc pas d'agir avec précipitation, mais
d'une manière calme et régulière. Je me suis
toujours rappelé le conseil d'un de mes professeurs lorsqu'il nous disait avec une expérience consommée : « Je ne vous demande
pas d'apprendre beaucoup mais peu et bien.
Celui d'entre vous qui, chaque jour, retien-
drait seulement une chose, deviendrait, avant
peu, un savant. » Il avait parfaitement raison. Apportons, chaque jour, une pierre et
la maison ne tardera pas d'être édifiée. Vous
n'êtes certainement pas sans l'avoir remarqué
bien des fois : les agités remuent beaucoup,
produisent peu, tandis que les gens calmes,

tout en agissant avec lenteur, font beaucoup de besogne et la font bien.

Comprenant la justesse de ces considérations, ne dépensons pas notre énergie à tout propos ; ne l'employons qu'à bon escient. Qu'elle nous serve à faire de la bonne besogne. Lorsque le moment d'agir viendra, nous n'aurons pas trop de toute notre énergie et, si nous avons su ne pas dépenser nos forces inutilement, elles nous permettront de faire des merveilles dans la pratique de l'autosuggestion.

Cognosce te ipsum. — Se connaître est la première des choses qu'il faut pratiquer. Se connaître, c'est-à-dire examiner nos faiblesses, nos défauts, nos qualités, nos misères, nos forces, ce que nous pouvons être et ce que nous devons être. Dans l'autosuggestion, on est son propre médecin ; à l'instar du médecin qui étudie son malade, nous devons nous étudier nous-mêmes et employer les modalités qui conviennent à nos besoins. On ne peut approuver ceux qui, trop confiants en leurs forces, s'aveuglent sur leur état. Mais il faut blâmer ceux qui s'inquiètent, sans cesse et pour un rien, de leur santé ; ils se rendent malades ou augmentent leur malaise. Le

juste milieu qu'il convient de tenir, c'est de
nous rappeler que nous sommes des êtres fra-
giles, d'une santé délicate, et de savoir garder
sur nous la maîtrise que nous donne l'autosuggestion. Nous devons également exercer
la surveillance et le contrôle de toutes nos autosuggestions. Autant il faut s'empresser de
profiter des bonnes autosuggestions, suivant
le précepte d'un docteur célèbre qui disait :
« Hâtez-vous de prendre ce remède pendant
qu'il guérit. » ; autant il faut se montrer inexo-
rable pour les mauvaises et n'en laisser passer
aucune.

L'idée qui fait l'objet de l'autosuggestion
doit être condensée en une phrase courte et
facile à retenir. En la répétant à mi-voix, du
bout des lèvres, de manière à nous bercer, on
arrive à faire le vide mental et à la ramener
seule vers son but.

Pour exprimer cette idée, la formule em-
ployée sera, autant que possible, positive,
nette, et, pour ainsi dire, créatrice, sinon dans
les termes, du moins dans le sens. Nous con-
seillons fortement d'éviter l'expression né-
gative. Ainsi, au lieu de dire : « je ne serai
plus triste, » on dira : « je serai gai. » Egale-
ment, au lieu de dire : « je ne serai pas fatigué »

on dira : « je serai bien portant et dispos. »
Si pourtant on est obligé d'employer des termes négatifs, ils devront conserver le sens positif. Dans l'autosuggestion, en effet, la réalisation de l'idée est un acte ; or l'essence d'un acte est d'être positif. Cette règle s'applique aussi bien dans le domaine intellectuel, émotif, que dans le domaine sensitif.

Pour se rendre compte si on possède la vraie pratique, on commence par l'expérimenter sur des cas anodins, par exemple : guérir un rhume, des boutons, arrêter un saignement de nez. Les femmes peuvent également l'expérimenter pour se débarrasser de ce qui nuit à la beauté du corps et, principalement, du visage. Nous ne pouvons évidemment tout indiquer ici, et encore moins donner les conseils qui conviendraient à chacun en particulier.

*
* *

L'optimisme est une chose excellente entre toutes ; un mal qui aurait pu devenir grave, se change en une indisposition légère et passagère, parce qu'il aura été considéré comme insignifiant. Les muscles activés par un bon optimisme sont plus forts que la maladie. Voilà pourquoi il faut traiter le mal par le mépris, en se disant qu'avec l'autosuggestion on en aura facilement raison. Partons toujours de ce principe : rien n'est impossible, tout est possible. La confiance est une force considérable. Qu'adviendra-t-il de cette force si votre pessimisme tarit la source où vous la puisiez ? Le pessimisme, c'est le corrosif de la meilleure santé. Par contre, autant de confiance dans les autosuggestions, autant de chances de guérison. Voilà comment les mêmes remèdes ne produisent pas les mêmes effets chez tous, bons chez les uns parce qu'ils les prennent avec conviction, mauvais chez les autres, parce qu'il reste un doute dans leur esprit. Lorsque, en exécutant les exercices d'autosuggestion, un doute persiste et que vous êtes poursuivis par cette idée : « je ne réussirai pas, » le système graduel est le moyen le plus sûr à employer. Au lieu, par exemple, de dire : « je suis calme, je suis calme... », dites : « je suis plus calme, je suis plus calme, je serai bientôt tout à fait calme. »

Rien ne se perd dans le domaine psychique et l'essai d'aujourd'hui, avec son progrès quelque minime qu'il soit, prépare la victoire complète de demain. L'espoir ne suffit pas, il faut l'assurance ; l'amélioration donne la confiance et finalement la confiance amène la guérison.

* * *

Pour les personnes qui font leur autosuggestion pour la première fois, elles devront commencer par exécuter l'expérience de Chevreul. Elle a déjà été expliquée ailleurs ; je la résume ici en quelques mots. Attacher au bout d'un fil une bague ou tout autre objet, du même poids ; prendre l'autre extrémité du fil et le tenir bien d'aplomb avec le pouce et le médius ; après un moment de recueillement et de concentration de la pensée, formuler mentalement ou à demi-voix la direction horizontale ou perpendiculaire que vous désirez imprimer au fil. Le fil suivra le mouvement que vous lui aurez ordonné, s'arrêtera et reprendra son mouvement contraire, absolument à votre gré. Cette expérience faite, vous commencez votre autosuggestion générale ou particulière, en vous mettant dans les conditions voulues déjà indiquées, avec l'assurance que l'action de votre autosuggestion

va s'exercer dans votre organisme de la même
façon et avec la même facilité que le mouvement du fil.

Formule Générale selon la Formule de M. Coué

Isolez-vous dans une chambre solitaire
où personne ne viendra vous déranger. Pour
plus de sûreté, fermez la porte à clé. Placez-
vous commodément sur une chaise ou dans un
fauteuil, ou bien allongez-vous sur un canapé,
sur un divan ou sur votre lit. Fermez les yeux
et, si quelque bruit extérieur vous importune,
prononcez la formule à voix un peu plus
haute, de façon à bien entendre vos propres
paroles.

Abandonnez votre corps dans le relâchement aussi complet que possible : l'inertie
du corps favorise la passivité de l'esprit et
le rend plus accessible à l'autosuggestion ; votre
force nerveuse ne se dépensant pas en mouvements ou en travaux étrangers, se concentrera
dans le cerveau, et vous pourrez d'autant
mieux l'accumuler sur l'idée que vous voulez
réaliser. Vous direz alors, avec le |sentiment
de la confiance la plus absolue :

« Tous les jours, à l'heure des repas, le matin, à midi et le soir, j'aurai faim, je mangerai avec plaisir, avec grand plaisir mais avec modération. Je mastiquerai les aliments, avec soin, lentement et longuement. Ma digestion se fera facilement, sans que mon estomac en éprouve la moindre gêne. J'assimilerai parfaitement les aliments qui donneront à mon sang des globules rouges, c'est-à-dire de la force, de la vie.

» Tous les matins, en me levant, j'irai à la selle et j'obtiendrai un résultat satisfaisant, sans jamais avoir recours à un médicament.

» Tous les soirs, en me mettant au lit, je m'endormirai sans difficulté, mon sommeil sera profond, tranquille et exempt de cauchemars. A mon réveil, je serai tout à fait gai et très dispos.

» Tous mes organes, l'estomac, le foie, l'intestin, les reins, la vessie, les poumons fonctionneront bien, mon sang circulera régulièrement et, si l'un de mes organes ne fonctionne pas en ce moment, d'une façon normale, cette anomalie va disparaître peu à peu chaque jour et bientôt complètement.

» Si, enfin, il se trouve des lésions dans l'un

de mes organes, ces lésions se cicatrisent chaque jour et disparaîtront bien vite.

» Pendant la journée je serai calme, très calme ; je conserverai ce calme continuellement et resterai maître de moi-même, indifférent, même, en présence des choses qui, autrefois, m'auraient provoqué des mouvements d'impatience ou de colère.

» Je dominerai l'anxiété, la crainte, la nervosité et les autres émotions paralysantes ; je resterai gai, sans raison et même avec des raisons de tristesse.

» J'aurai une assurance imperturbable, quelque assailli que je sois par la crainte, la frayeur ou la phobie, et je conserverai, en tout et pour tout, une confiance en moi inébranlable. Rien désormais ne me paraîtra impossible ; tout me sera facile, dès l'instant que ce sera raisonnable et capable de me faire du bien.

» Je garderai, en toutes circonstances, une parfaite lucidité d'esprit ; mon intelligence sera vive, ma mémoire fidèle et sûre ; l'une et l'autre me rendront l'assimilation des idées rapide, et mon travail facile.

» Ma volonté restera indéfectible, malgré les impulsions physiques et émotionnelles contraires à mon équilibre vital ou susceptibles de m'écarter de mes principes. (1) »

Formule Particulière

Voici maintenant une formule particulière contre le trac, du Dr Géraud Bonnet, et qui peut vous servir de modèle dans vos auto-suggestions, en l'adaptant à chacun de vos cas.

Après avoir observé les mêmes conditions que celles indiquées dans la formule générale, « suspendez tout d'abord l'exercice de votre pensée ; essayez de ne penser à rien, puis, amenez cette pensée sur l'idée qui vous importune et combattez cette idée par une idée contraire : « Je n'ai pas le trac, je chante bien, je ne suis pas émotionné. »

» Respirez. Attendez un moment et recommencez : « Je n'ai pas le trac, je chante bien, je ne suis pas émotionné. »

» Continuez plusieurs fois : cinq fois, dix fois et même davantage, selon le temps dont vous pouvez disposer.

» Faites cette opération à plusieurs reprises dans la journée : faites-la dans votre lit, le soir avant de vous endormir, dans la nuit si

____

(1) Coué : *La maîtrise de soi-même.*

vous ne dormez pas, le matin avant de vous lever, aussitôt après votre réveil.

» Si vous la faites avec assurance et conviction vous devez réussir (1). »

* * *

Que nous employions la formule générale ou la formule particulière, nous terminerons l'une comme l'autre par ces quelques mots concis et applicables aussi bien au physique qu'au moral et aux facultés intellectuelles.

« Physiquement, moralement, intellectuellement, je vais de mieux en mieux ; j'irai encore mieux, bien mieux, sûrement, sûrement. »

Suivant, ensuite, le conseil de M. Paul-Emile Lévy, « nous nous représenterons tels que nous voudrions être, vigoureux, robustes, pleins de santé. Plus l'idée gagnera en précision et en relief, plus elle deviendra image, plus sa réalisation sera sûre. Ce que l'on concevra bien se réalisera aisément. (2) »

Si ces diverses formules vous paraissent trop longues, trop difficiles à retenir, vous n'avez qu'à les condenser en des termes plus

---

(1) Dr Géraud Bonnet.
2) Paul-Emile Lévy, *L'Education de la volonté.*

succincts, tout en vous en inspirant mais en exprimant, toujours, nettement votre pensée et vos désirs. Dans ce cas, nous vous donnerons le conseil de suivre l'exemple des mandarins. Au chevet de leur lit, se trouve inscrite, sur une sorte de pancarte, cette simple phrase, qu'ils répètent, tous les matins, à leur réveil : « Je suis jeune, je suis fort, je suis gai. » Répétez donc tous les matins, d'une voix basse et monotone, assez haute toutefois pour qu'elle soit perceptible à l'oreille, la phrase que vous aurez écrite : car, comme l'a dit Villiers de l'Isle Adam, « tout verbe, dans le cercle de son action, crée ce qu'il exprime. »

Conseils

Pendant l'autosuggestion, se représenter tel qu'on désire être : jeune, gai, calme, vigoureux, en parfaite santé.

Chaque fois que l'occasion vient de s'inquiéter ou de se mettre en colère, dire aussitôt : « je suis calme, je suis patient, je suis maître de moi. »

S'appliquer à faire toute chose, même la plus insignifiante, d'une manière aussi parfaite que possible. Organiser son temps de façon à n'être jamais en retard et de ne rien faire avec précipitation. Sinon on dépense toute son énergie dans les détails inutiles, et cette énergie fait ensuite défaut dans les circonstances principales.

Éviter la compagnie de gen agités, pessimistes et qui ne cessent de gémir.

Quoi que vous entrepreniez, ne pas considérer la tâche comme impossible ou trop difficile, mais l'envisager comme facile, dès l'instant que vous l'entreprenez. C'est le vrai moyen d'avoir les forces nécessaires pour surmonter les difficultés, d'achever sa besogne avec le minimum d'efforts.

Si l'on ne se sent pas dispos pour faire la suggestion, ne pas insister, mais attendre quelques instants, c'est-à-dire le moment favorable.

Éviter les séances trop longues ; dix à quinze minutes suffisent largement. Deux séances de dix minutes sont préférables à une seule de vingt minutes.

En cas de non réussite, recommencer mais en mettant toutefois un intervalle assez long entre chaque séance. Faire l'examen de son autosuggestion, en rechercher les défauts dans notre façon d'opérer. Cet exercice est excellent ; nous le recommandons tout particulièrement.

Ne jamais omettre son autosuggestion le matin et le soir, surtout le soir ; la faire aussi la nuit, si l'on s'éveille. Ces moments de demi-sommeil sont les plus favorables.

* * *

Nous n'entreprendrons pas ici le récit interminable des guérisons obtenues par l'autosuggestion. et qui répondent, à peu près, à tous les cas pathologiques. Outre que le cadre de cet ouvrage ne nous le permet pas, à quoi servirait une pareille énumération? Votre conviction, comme la nôtre, est suffisamment établie et n'a nullement besoin de ce surcroît de preuves. Vous connaissez maintenant la nature et la puissance de l'autosuggestion. Vous connaissez, également, les conditions requises pour obtenir les résultats merveilleux que vous êtes en droit d'en attendre. Une seule chose vous reste à faire ; c'est de vous servir, désormais, de l'autosuggestion pour votre plus grand bien et d'en répandre la pratique autour de vous, pour le plus grand bien de l'humanité.

TABLE DES MATIÈRES

Etampes. — Imp. « La Semeuse ». — 2347